· 名医与您面对面 ·

知名专家细说
肝 病

金 瑞/编著

中国盲文出版社

图书在版编目（CIP）数据

知名专家细说肝病：大字版/金瑞编著. —北京：中国盲文出版社，2015.11

ISBN 978 - 7 - 5002 - 6470 - 5

Ⅰ. ①知… Ⅱ. ①金… Ⅲ. ①肝疾病－防治 Ⅳ. ①R575

中国版本图书馆 CIP 数据核字（2015）第 260962 号

知名专家细说肝病

著　　者：金　瑞

出版发行：中国盲文出版社

社　　址：北京市西城区太平街甲 6 号

邮政编码：100050

印　　刷：北京汇林印务有限公司

经　　销：新华书店

开　　本：787×1092　1/16

字　　数：156 千

印　　张：15.75

版　　次：2015 年 12 月第 1 版　2016 年 6 月第 2 次印刷

书　　号：ISBN 978 - 7 - 5002 - 6470 - 5/R · 945

定　　价：28.00 元

销售服务热线：（010）83190297 83190289 83190292

前　言

我国是肝病高发国，尤其是乙型肝炎，已成为对我国人民健康危害最大、后果最为严重的传染病之一。调查研究显示，目前全世界约有 3 亿乙型肝炎病毒携带者，而我国就约有 1 亿 2 千万人，其中约 3000 万是慢性乙型肝炎患者。而且，我国每年有 75 万～120 万孕妇成为乙型肝炎病毒携带者，如果不对她们的新生儿采取有效的预防措施，则这些新生儿中 50％～90％可能会感染乙型肝炎病毒。在新生儿期感染乙型肝炎病毒者中的 90％会成为长期带毒的人，在青年时期出现肝炎症状，少数则在壮年时期发生所谓"隐源性"肝硬化和肝癌。我国每年因肝病死亡的人数约有 35 万，其中一半是原发性肝癌。可见，肝病是隐藏在人们身边的不容忽视的"隐形杀手"。

肝脏是人体最重要的脏器之一，可为身体提供必需的营养物质，并将日常生活中不小心摄入的有毒物质进行分解代谢，具有解毒功能，从而保持身体的健康状态。肝脏时时刻刻都在默默地工作着。肝脏一旦发生病变，就意味着我们的健康失去了保障。

肝病的发病机制非常复杂，由多种病因引起。而肝病的种类也多种多样，有肝炎、肝硬化、脂肪肝以及肝癌等。无论是肝炎还是肝癌，中老年人都是高发人群。就中年人而言，吸烟、喝酒，在外应酬多，感染肝病的概率就多，而且许多中年人没有对肝病给予足够的重视，致使肝病在不经意间慢慢滋长，最终导致严重的健康危机。老年人本来体质就较弱，抵抗能力较差，一旦患上肝病，后果也极为严重。

　　为了将肝病这个"隐形杀手"拒之门外，了解一些必要的肝病常识、学会肝病的预防方法是非常必要的。如不慎得了肝病，则更有必要了解一些科学的饮食疗法、运动疗法和心理疗法。

　　肝病患者自身要正确看待肝病，不能因为患了肝病，就自暴自弃。肝病患者首先要对自己的疾病有一个正确的认识，保持乐观的精神状态，然后积极配合治疗，这样才能加速疾病的痊愈。

目 录

第1章 了解肝病常识

第4章　健康生活　远离肝病

第 6 章　科学运动　强肝健体

第 7 章　忧郁伤肝　保持乐观

第 8 章　中医调养　裨益肝脏

第 1 章

了解肝病常识

　　肝脏是人体的重要器官，在人体的代谢、消化、解毒、凝血、免疫调节等方面起着非常重要的作用。然而，近年来随着人们生活水平的提高和生活方式的改变，越来越多的人患上了肝病。肝病已成为当今威胁人类健康的主要疾病之一，成为人类健康不容忽视的"隐形杀手"。要捍卫健康，应先从了解肝病知识开始。

健康测试

你有下列肝病症状吗

我国是世界上肝炎严重流行的地区之一，肝炎的发病率较高。那么，如何对自己进行肝病自测，以便及时就诊治疗呢？

以自己的实际情况为依据，看看有没有下面这些症状：

1. 出现类似"感冒"的症状，且持续较长时间。

2. 无明显诱因突然出现神疲力乏、精神倦怠、两膝酸软等症状。

3. 突然出现食欲不振、厌油、恶心、呕吐、腹胀、泄泻或便秘等消化道症状。

4. 右肋部出现隐痛、胀痛、刺痛或灼热感。

5. 巩膜、皮肤、尿等颜色发生变化，呈黄色或浓茶色。

6. 手掌呈金黄色，或整个掌面有暗红色或紫色斑点。

7. 手掌表面，特别是大、小鱼际部分和指端掌面的皮肤充血性发红。

8. 在两耳廓相应的肝点区，有一结节状隆起，用火柴棒轻压此点时，疼痛较其他部位明显。

9. 脸色污秽无光泽。

10. 胸前部皮肤表面可见充血性红丝，轻轻按压红点中心时，四周的红丝可消失，停止按压后红丝又复现。

11. 腹部膨隆，腹壁上可见青筋。

12. 下肢明显水肿，甚至全身水肿，小便短少。

13. 病情严重者口中还会有一种类似烂苹果的气味。

测试结果

如果你出现了上述症状的两种以上，就极有可能患上了肝病，应及时去医院诊治，以免贻误病情。

肝脏的结构和功能

肝脏是人体最重要的脏器之一，在维持生命的过程中起着重要作用。因此，了解肝病的发生、发展情况，以及肝脏的结构和功能知识很有必要。

（1）肝脏结构。肝脏是人体内最大的实质性器官，由右叶和左叶两部分组成，正常情况下呈红褐色，质地柔软。右叶大而厚，左叶小而薄。肝脏位于肺与膈的下方，并能随着肺部的呼吸活动发生位置上的改变。例如，当人体在呼吸时，肝脏的位置便会有所下降。肝脏的位置不仅与人体内脏的活动相关，还与人的性别、年龄和体型等因素相关。

（2）肝脏功能。肝脏是人体的化学加工厂，每天进行的生物化学反应达 500 种以上，这些生化反应与人的生命活动息息相关。例如，肝脏参与糖类、蛋白质、脂类、激素、维生素等的代谢过程，维持血糖的稳定。肝脏具有神奇的解毒功能，无论是人体内部产生的还是从外界摄入的有毒物质，都能在肝脏内全部或部分通过氧化、还原、水解和结合等方式转化为无毒物质，排出体外，从而起到保护人体的作用。肝脏还有凝血功能。肝脏制造了人体内几乎所有的凝血因子，维持血液的畅通并有效地止血。肝脏还具有免疫功能，通过隔离和吞噬，消除入侵人体内的各种抗原。另外，肝脏还参与了人体血容量的调节、热量的产生以及水、电解质的调节，若肝脏对某些电解质的调节失衡，就会引起水肿、腹水等症状。

专家提示

肝功能颇为复杂，一次验血并不能显示肝的全部状况，最好找肝胆或肠胃专科医生，为你判读并解释各项肝功能检查报告，判断自己是需要持续监测观察还是需要接受治疗。

易得肝病的高危人群

肝病是一种常见病，下面这几类人是肝病的高危人群。

（1）婴幼儿。婴幼儿的肝细胞再生能力较强，但免疫系统不成熟。婴幼儿感染乙型、丙型肝炎病毒后，容易成为慢性肝炎病毒携带者。

（2）老年人。老年人的肝脏功能变化非常明显。一旦得肝病后，肝脏变化首先是肝血流量减少，肝脏吸收营养、代谢物质和清除毒素的能力亦相应减退。同时，老年人的肝细胞还会出现不同程度的老化，所以老年人也是各类肝病的易感和易发人群。

（3）孕妇。女性朋友怀孕后，体内胎儿生长发育所需要的大量营养全靠母体供应，这样会大大加重孕妇的肝脏负担，其抗病能力也因此明显下降。孕妇在妊娠后期（孕 28～40 周）还应警惕妊娠急性脂肪肝的发生，该病以初产妇、双胎（男胎）孕妇较易发生。

（4）长期在外旅行、食宿的人。这类人最易发生甲型肝炎、戊型肝炎，这是因为在病毒性肝炎中，甲型肝炎、戊型肝炎是通过消化道途径传播的。因此，这类人群特别要注意病从口入，在外用餐时如食具消毒不彻底，再加上旅途劳累、免疫功能下降，极易造成此类肝炎病毒的可乘之机，从而引发急性肝炎。

（5）长期不动的人。一个人如果长期不运动，体内过剩的养分就会转化为脂肪。如果脂肪沉积于皮下时，就表现为肥胖；如果积存于肝脏，就表现为脂肪肝。为了预防肝病，人们应多参加运动，促进血液循环，促进肝脏的生化反应，促使机体消耗及利用过剩的营养物质。

（6）嗜酒者。研究表明，每日饮高浓度酒 80～150 克，连续 5 年以上，即可导致肝损伤。这类肝损伤可分为酒精性脂肪肝、酒精性肝炎和酒精性肝硬化三种类型。此外，长期酗酒还可导致脂肪浸润、肝细胞变性及肝功能异常。因此，嗜酒者是易得肝病的高危人群。

专家提示

为了自己的健康，肝病患者一定要戒酒。如果一定要饮酒，可服用一些有助于提高身体分解酒精能力的食物，以保护肝脏。

常见肝病的种类

在日常生活中，我们经常会听到甲型肝炎、乙型肝炎、丙型肝炎等疾病的名称，这些疾病可统称为肝病。不过肝病到底有多少种呢？

根据病因，医学上将肝病分为五类。

（1）病毒性肝炎。这类肝病传染性极高，是最常见，也是危害性最大的一类肝病。引起肝炎的病毒有五种，分别是甲、乙、丙、丁、戊等。甲、戊型肝炎病毒通过消化道传染，乙、丙、丁型肝炎通过血液传播。乙、丙型肝炎可转为慢性，甚至可能演变为肝硬化，严重的还可能演变成肝癌。

（2）非肝炎病毒感染。如巨细胞病毒、EB病毒感染后所致的肝脏伤害等。

（3）代谢异常性肝病。这类肝病通常是指肝脏对脂肪、蛋白质等物质的代谢异常，从而导致肝功能和肝脏结构发生改变的疾病。

（4）酒精性肝损害。这是因长期酒精的摄入量超过肝脏的分解能力，酒精中的主要成分乙醇对肝细胞造成损害、对肝功能造成影响的一类肝病。酒精肝危害较为严重。

（5）药物性肝损害。药物引起的肝损害可分为两种：一种是药物的毒性作用；另一种与患者的特异性体质有关，也就是说，某一类人用某种药后会发生肝损害。有些药物性肝损害的发生率较低，但无法预测。

关于肝病，还有其他不同的分类，在此不再一一列举，在后文中向大家介绍。

专家提示

肝硬化是一种慢性肝病，是由一种或多种病因长期或反复作用，所引起的肝脏弥漫性损害。这些病因包括病毒性肝炎，主要为乙型及丙型；血吸虫病；慢性酒精中毒；药物及化学毒物；营养不良；循环障碍；胆汁瘀积；肠道感染；炎症及代谢性疾病等。

肝病的肝外表现

肝脏一旦发生病变，可直接或间接影响全身各个器官，从而出现许多肝外表现，下面分别介绍常见的病毒性肝炎及肝癌的肝外表现。

1. 病毒性肝炎的肝外表现

这里主要谈谈乙型病毒性肝炎的肝外表现。

（1）发热。一般而言，半数以上的患者在急性病毒性肝炎的发病初期都有低热或中度发热。患者有时伴咽痛、轻咳，酷似感冒，重症肝炎可致高热。发热时间多为数天，少数患者可长期低热不退，体温多在38℃以下，下午体温稍高，有的伴畏寒。黄疸型肝炎患者一般在黄疸出现后体温下降，如高热持续不退，预后往往较差。

肝炎过程中出现发热，除肝炎本身外，应注意胆道系统感染或合并其他感染。

（2）皮肤病变。肝炎患者有时会出现各类皮疹，最常见的为痤疮性皮疹、毛细血管扩张，其次为荨麻疹、斑丘疹、出血性紫癜、色素沉着或色素减退、非黄疸样皮肤瘙痒等。

（3）关节肌肉疼痛。一些患者在急性肝炎前期有关节疼痛，大关节周围的肌肉和腓肠肌也时常酸痛并有压痛。很多慢性肝炎患者有关节疼痛，大小关节均可受累，多为对称发生，呈游走性，且常反复发作。一般疼痛不严重，晨起时会有僵直感，类似风湿性或类风湿关节炎，但关节 X 线片提示骨质无破坏。

（4）心血管病。有些肝炎患者会出现心肌炎、心律失常，如房室传导阻滞等。之所以出现这些心脏方面的疾病，可能是病毒对心脏直接损害所致，慢性患者可能与自身免疫有关。专家还指出，少数肝病患者会发生多血管炎、结节性动脉周围炎等。

（5）肺部疾病。肝炎患者的肺部表现多为间质性肺炎、反应性胸膜炎等，多发生在儿童身上。

（6）泌尿系统疾病。病毒性肝炎可引起膜性、增殖性、混合性或系膜增殖性肾小球肾病，出现蛋白尿、血尿及管型尿等。慢性肝炎，特别是重度慢性肝炎，还会引起肾小管性酸中毒。

（7）血液系统疾病。肝病在血液系统的表现常有轻度贫血、白细胞减少、血小板减少，有时出现全血细胞减少、再生障碍性贫血、溶血性贫血等。

（8）神经系统表现。肝病有时还会引起神经功能紊乱，使其产生过度兴奋、易怒及失眠等症状，但这些症状极易被忽视。此外，还有可能出现味觉和听觉障碍、无菌性脑膜炎、脑炎等。

（9）内分泌及代谢异常。部分慢性肝炎患者有可能发生糖尿病，表现为不同程度的糖耐量减低，亦可出现低血糖、钠水潴留、低血钾等。

2. 肝癌的肝外表现

肝癌的肝外表现主要是病变影响周围组织、肿瘤转移至其他脏器或肝癌影响内分泌、代谢、骨髓等而致的异位激素综合征，其表现可涉及人体的多个系统，极易误诊。

（1）发热。一些患者会出现不同程度的发热，多为37.5℃～38℃，少数可达 39℃。热型多不规则，有时发热是就诊的主要症状。

（2）腹痛。肝癌患者多有上腹或右肋部疼痛症状，并可放射到右肩或背部，极易误诊为胆道或右胸疾患。有时会以急腹症就诊，多因肿瘤破裂或出血所致。

（3）红细胞增多症。患者红细胞虽增多，但白细胞、血小板无变化，其发生机制尚不清楚。有学者认为，癌组织能异位产生红细胞生成素或类似物质，亦有人认为肝癌患者肝脏灭活功能降低，使红细胞生成素相应增加，从而刺激骨髓产生过多红细胞。本症多见于亚洲肝癌患者，发生率为 10％。

（4）低血糖症。低血糖发生率为 10％～30％。肝癌所致低血糖有两型，以 A 型较多见，多为低分化癌细胞，患者胃纳差，全身衰竭，常见于肿瘤晚期，低血糖易于控制。B 型癌细胞分化较好，早期患者全身情况尚好，仅有低血糖表现，易误诊为胰岛细胞瘤，一旦发现低血糖，则较难控制。

（5）假性甲状旁腺功能亢进。这可能是由于肿瘤细胞产生一种多肽，这种物质具有类似甲状旁腺素的活性，故而引起高血钙。这种高血钙用肾上腺皮质激素可使其降低，如伴骨转移，则更易发生高血钙。

（6）肝外转移灶症状。有时转移灶为就诊的首要症状，而使诊断混淆。转移到肺，可引起咳嗽、咯血、呼吸困难等；转移到胸膜，可出现胸水、胸痛；椎骨转移可引起腰背疼痛，压迫神经而致疼痛、截瘫；长骨转移易发生病理性骨折；脑转移常有头痛、呕吐、失明、抽搐、偏瘫等。若发生癌栓，栓塞较大，可致急性肺梗塞，突然产生呼吸困难；若癌栓进入下腔静脉，则可引起布—查综合征。

专家提示

患了肝病，其表现通常不是很明显，最突出的症状为疲倦乏力和不思饮食。常见的症状有胀痛、恶心、厌油腻、食后胀满，或有黄疸、口干，大便或干或溏，小便黄，或有低热、头昏耳鸣、面色萎黄无光泽等。

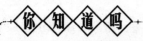

视疲劳也是肝脏病变的一种表现

如果肝脏出现病变，可表现在眼睛上。如肝阴不足可致双眼干涩；肝血亏损，可致眼睛视物不清或罹患夜盲；肝经风热时可见目赤痒痛；肝火上炎，则目赤疼痛；肝阳上亢，可出现目眩头晕；肝风内动，可见两目斜视等。现代医学亦认为，急慢性肝炎、肝硬化、肝癌等多种肝病均可引起眼科并发症。临床上肝病患者也会出现巩膜黄染、视物模糊、眼睛干涩、眼疲劳、眼花、复视等症状。严重者还可出现角膜感觉减退、视网膜出血、中心视网膜脉络膜炎等征象。

甲型肝炎的种类及诊断

甲型肝炎又称甲型病毒性肝炎，是由甲型肝炎病毒（HAV）引起的急性传染病。中国是甲型肝炎流行最严重的国家之一。甲型肝炎也是各种病毒性肝炎中发病率最高的一种，感染对象多为青少年及儿童。

下面介绍一下甲型肝炎的种类及发病阶段。

1. 甲型肝炎种类

甲型肝炎可分为急性黄疸型、急性无黄疸型、瘀胆型、亚临床型、重型等五类。

（1）急性黄疸型。患者在此期间常无自觉症状，但在潜伏期后期、大约感染 25 天以后，粪便中会有大量的 HAV 排出。潜伏期患者的传染性最强。大多数患者有发热畏寒症状，体温在 38℃～39℃。平均热程 3 日，少数达 5 日，患者会出现全身乏力、食欲不振、厌油、恶心、呕吐、上腹部饱胀感或轻度腹泻等症状。自觉症状好转、热退后黄疸出现，可见巩膜、皮肤有不同程度的黄染，肝区痛，肝脏肿大，有压痛和叩痛，部分患者还有脾肿大等症状。

（2）急性无黄疸型。比起黄疸型来说较为少见。起病缓慢，临床症状较轻，仅表现为乏力、食欲减退、肝区痛和腹胀等。体征多有肝肿大、轻压痛和叩痛。

（3）瘀胆型。旧称为毛细胆管性肝炎，病因主要是急性甲型肝炎引起肝细胞裂解，从而导致胆汁分泌能力下降。临床特点是胃肠道症状较轻，发热时间较长，肝内梗阻性黄疸持续较久，可有腹胀，皮肤瘙痒，大便颜色变浅，尿色深且呈浓茶色，肝肿大，有压痛等症状。

（4）亚临床型。部分患者无明显临床症状，但肝功能会出现轻度的异常。

（5）重型肝炎。此类患者较为少见。感染 HAV 者的年龄越大，发病比例越高。起病较急，有明显的消化道和全身中毒症状，如发热、食欲不振、恶心、频繁呕吐、极度乏力等；有出血倾向，黄疸深，高度腹胀，不同程度的肝性脑病表现，直至出现深度昏迷和抽搐。

2. 甲型肝炎的发展阶段

甲型肝炎可分为四个阶段：

（1）潜伏期；

（2）前驱症状期；

（3）黄疸期；

（4）恢复期。

患者往往因年龄不同而疾病轻重程度也会有所不同。在幼儿中，甲型肝炎常表现出无症状或无典型特征的症状，经常无黄疸期；而在青少年和成人中，经常表现出有黄疸期症状的感染。

甲型肝炎的主要传播途径是粪便和口腔，在患者的潜伏期或急性期，通过粪便污染水源，进而污染食物、生活用具等物品，再经口腔进入胃肠道而传播。

3. 甲型肝炎的诊断

怎样才能判断是不是得了甲型肝炎呢？甲型肝炎的诊断依据有：

（1）检出患者粪便中含有甲型肝炎病毒（HAV）颗粒。

（2）检查患者在发病早期血清抗甲型肝炎 IgM 抗体是否为阳性。

（3）谷丙转氨酶、总胆红素明显升高。

因为甲型肝炎的临床表现较为复杂多样，甚至有的无症状，给诊断带来一定的困难。在诊断时，不但要参考患者的接触史、所在地区甲型肝炎流行史以及患者的症状和体征，还要做肝功能检查和血清学测定。

专家提示

甲型肝炎一年四季均可发病，但在秋冬及早春季节发病率较高，这可能与秋冬季节大量上市的水产品有关。

全面认识乙型肝炎

乙型肝炎全称为乙型病毒性肝炎，俗称"乙型肝炎"，是由乙型肝炎病毒（HBV）引起的传染性极强的疾病。下面全方位地介绍一下乙型肝炎。

1. 乙型肝炎的危害

乙型肝炎流行性非常广，严重威胁人们的健康。

（1）传染性极强。乙型肝炎病毒的生命力极其顽强，甚至在酸性或碱性等极为恶劣的环境下也能生存。多数化学消毒剂的低浓度常达不到对乙型肝炎病毒的消毒作用。加温98℃2分钟，微波（频率 2450MHz，输出功率为 500W）75℃1～3分钟，才能使其灭活。它可随着患者排出体外的各种体液传染给其他健康人。正常人触及从患者尿液、唾液、乳汁等分泌物中分离出来的肝炎病毒，以及血液或溃疡面等，就可被感染。

（2）难以治愈。尽管市场上治疗肝炎的药物品种繁多，但真正能治愈乙型肝炎的特效药却少之又少。肝病的治疗必须在医生的指导下正确用药，规范治疗。

（3）具有恶变性。研究资料表明，乙型肝炎表面抗原阳性、HBV DNA 阳性者，不论是乙型肝炎病毒携带者、慢性肝炎患者或肝硬化患者，均有发展为原发性肝癌的可能。

（4）具有一定的家族聚集性。研究表明，有乙型肝炎病史的家庭感染率比普通家庭要高得多。母体可以通过胎盘或产道垂直传染给胎儿。

（5）具有一定的突发性。肝炎病毒侵入人体后，具有一定的潜伏期。当外界条件成熟或机体免疫功能失调时，可突然爆发，出现肝功能异常。

2. 乙型肝炎的传播途径

乙型肝炎的传染性非常强，那么，它是通过哪些途径传播的呢？

（1）母婴垂直传播。这种传播是乙型肝炎主要的传播途径之一。凡是患有急性乙型肝炎和携带 HBsAg 的母亲皆有可能将其乙型肝炎传染给新生婴儿。传播主要是在两种情况下进行的，一是在分娩过程中，另一种是在怀孕期间的子宫内传播。

（2）血液传播。在接触或输入含有乙型肝炎病毒的血液和血制品时，是最容易传播乙型肝炎的。另外，不洁净的注射、手术和医务人员的意外刺伤，都有可能感染乙型肝炎病毒。

（3）医源性传播。主要是由于使用未经严格消毒的非一次性注射器、内镜等，触及人体敏感部位引起的。

（4）性传播。在家庭中，HBsAg 阳性者的配偶与其他家庭成员比较，更容易感染乙型肝炎。HBsAg 阳性的男性精液也有传染性。

（5）皮肤黏膜传播。皮肤划痕、针头文身及共用剃刀、牙刷，到不洁净的口腔医院就医等，均易经破损的皮肤黏膜传播乙型肝炎病毒。

3. 乙型肝炎的症状

一旦得了乙型肝炎，患者就会常感到肝区不适、隐隐作痛、全身倦怠、乏力、食欲减退、恶心、厌油、腹泻等；患者有时还会有低热现象，病情严重的还会出现黄疸，若治疗不及时，少数患者则会发展为重症肝炎，肝功能损害急剧加重，直到衰竭，同时还伴有肾功能衰竭等多脏器功能损害，患者的黄疸还会持续加重，出现少尿、无尿、腹水、意识模糊、谵妄、昏迷等症状。慢性乙型肝炎患者患病时间较长，部分患者会从乙型肝炎转变为肝硬化，甚至转变为肝癌。

专家提示

乙型肝炎病毒的传播途径是血液、母婴和性，而握手、同桌就餐、共用办公用品、交换钱币等属于无血液暴露的接触，一般不会传染乙型肝炎病毒。

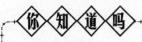

乙型肝炎父婴传播知识

患有乙型肝炎的男性，其精子中可检出乙型肝炎病毒DNA，随着精子进入卵细胞，尽管母亲无肝炎，但这种受精卵在形成胚胎过程中，乙型肝炎病毒也在不断增殖，使这种子代成为乙型肝炎患者或病毒携带者，因而，这种乙型肝炎病毒的传播方式称为父婴传播。这种传播方式的概率相对较小。由于直接的父婴传播发生在生殖细胞阶段，因此阻断乙型肝炎父婴传播最有效的办法就是孕前干预。

乙型肝炎的诊断

乙型肝炎的诊断依据有以下几点。

（1）病史。不久前有接触史，如输血，注射过血浆、白蛋白、人血或胎盘球蛋白等，或有过不洁的性接触；使用过消毒不严格的注射器，接受过针灸、文身、拔牙和手术等。

（2）症状表现。出现乙型肝炎的临床症状，如乏力、食欲减退、恶心、厌油、腹泻及腹胀，部分病例有黄疸、发热。

（3）检查。实验室检查结果异常，肝功能异常，乙型肝炎病毒标志物阳性，乙型肝炎病毒脱氧核糖核酸（HBV DNA）为阳性。

专家提示

如果诊断确定自己得了乙型肝炎，应做如下处理：急性乙型肝炎早期应卧床休息；慢性乙型肝炎应适当休息，病情好转后注意动静结合，恢复期逐渐增加活动量，但要避免过劳。

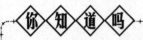

乙型肝炎患者可以结婚吗？

乙型肝炎患者可以结婚生育。但是在结婚之前应告诉对方，好让对方在婚前做好预防准备，避免感染上乙型肝炎病毒。因为乙型肝炎病毒虽然主要通过血液传播，但也可通过性交等亲密接触传播，所以结婚前，健康一方应先注射乙型肝炎疫苗，待自身产生抗体后，方可结婚。女性乙型肝炎病毒携带者生育时有可能将病毒传给其子女，而且感染率很高，可达30%～90%，尤其是"大三阳"女性，如不加预防，其子女感染率可在90%以上，所以在怀孕生育前应尽量降低母亲体内的病毒的数量，降低她们的传染性，减少对婴儿的威胁。通过对乙型肝炎病毒携带者采取一定的措施，并给新生儿注射疫苗等，可达到阻断母婴传播的目的。

了解丙型肝炎

丙型肝炎是由丙型肝炎病毒（HCV）感染肝脏引起的一种疾病，于 1989 年由美国疾病专家发现。

丙型肝炎病毒在肝细胞中复制得非常快，当到一定程度后，肝细胞就会受到损伤，部分还会死亡，并且诱发炎症反应。据相关研究发现，丙型肝炎发病率在国内外愈来愈高，因此在医学界日益受到重视。

丙型肝炎是一种隐匿性强、不容易被发现的肝脏疾病。其病症的潜伏期一般是 20 天至几个月，刚开始时，没有什么特别明显的症状，一般只是感觉疲乏。很多患者到发现症状体征明显时，往往病情已经很严重。

丙型肝炎的主要传染源为丙型肝炎患者和丙型肝炎病毒携带者。人群普遍易感丙型肝炎病毒，以成人感染为主。丙型肝炎的传播途径有以下几种。

（1）血液传播。输血和血制品的人群，均有可能通过输入病毒污染过的血和血制品而感染丙型肝炎。共用不洁注射器也极可能感染丙型肝炎病毒。诸如修面、剃须等有关美容的过程中，可能因意外划伤而直接触及血液，从而感染丙型肝炎病毒。

（2）母婴传播。研究表明，妇女在妊娠期存在经胎盘的丙型肝炎病毒垂直传播。与乙型肝炎病毒相比，丙型肝炎病毒感染率较低。丙型肝炎病毒母婴传播主要是在出生和哺乳期。

（3）性接触传播。性接触也是丙型肝炎病毒的主要传播途径之一。目前诸多学者认为丙型肝炎病毒较多存在于男性同性恋、静脉内药瘾者间的性传播，夫妻间的性传播发生率并不是很高。

（4）日常生活中密切接触传播。家庭生活中共用梳子、指甲剪、剃须刀、牙刷等接触，也可能是丙型肝炎病毒的传播途径之一。

丙型肝炎的症状不明显，有的患者可能出现转氨酶升高，有的则根本没有症状，因此不易被发现。部分患者在不知不觉间病情加重，并逐渐发展为慢性肝炎、肝硬化或者肝癌，严重危害自己的健康。

专家提示

血友病患者、静脉吸毒者、同性恋者及性滥者中丙型肝炎发病率比较高。此外，具有高感染风险的人群还包括医疗保健工作者，需要血液透析的患者，骨髓、肾等器官移植的患者。

全面认识丁型肝炎

在导致肝炎的几种病毒中，丁型肝炎病毒（HDV）是最为特殊的病毒。它是一种缺陷病毒，需在乙型肝炎病毒（HBV）感染的基础上才能复制。这是因为丁型肝炎病毒没有外膜，必须借助乙型肝炎病毒的外膜——表面抗原才能致病，可见，丁型肝炎与乙型肝炎有着密切的关系。

（1）丁型肝炎的传播方式。丁型肝炎病毒（HDV）与乙型肝炎病毒的传播方式相似，其传播方式主要是输血或使用血制品，也可通过密切接触与母婴间垂直感染等方式传播。

（2）丁型肝炎的危害。丁型肝炎病毒（HDV）感染可导致乙型肝炎病毒（HBV）感染者的症状加重与病情恶化，因此在爆发型肝炎的发生中起着重要的作用。例如乙型肝炎病毒携带者、慢性乙型肝炎患者重叠丁型肝炎病毒（HDV）感染后，常可表现为急性发作、病情加重，并且病死率高等特点。

（3）丁型肝炎的症状。丁型肝炎的潜伏期为 4～20 周，人感染丁型肝炎病毒（HDV）后，可表现为两种临床类型，即乙型肝炎病毒（HBV）、丁型肝炎病毒（HDV）联合感染和重叠感染。联合感染是指同时感染乙型肝炎病毒（HBV）和丁型肝炎病毒（HDV）两种肝炎病毒，临床表现类似乙型肝炎病毒（HBV）感染所致的急性肝炎，血清转氨酶有两次升高，分别代表乙型肝炎病毒（HBV）感染和丁型肝炎病毒（HDV）感染，该型患者很少转为慢性，但约 10％ 的联合感染者表现为重型或爆发性肝炎。重叠感染指乙型肝炎病毒（HBV）携带者或慢性乙型肝炎患者在原有 HBV 感染的基础上，再感染了丁型肝炎病毒（HDV），致使慢性肝炎病情加重。

急性丁型肝炎中重叠感染较多见，一般可占 80％。原来是乙型肝炎病毒（HBV）无症状的携带者，若再感染丁型肝炎病毒（HDV），临床上可表现为典型的急性肝炎，约有 20% 发展为重症和爆发肝炎，80%～90% 的重叠感染者发展为慢性肝炎。

部分丁型肝炎感染者无任何临床表现，仅是丁型肝炎病毒（HDV）、乙型肝炎病毒（HBV）携带状态，他们可成为丁型肝炎病毒（HDV）感染最重要的传染源。

专家提示

为了预防丁型肝炎，应避免皮肤黏膜受损；做好血制品的管理，严格筛查供血者，不要滥用血制品；推行安全注射；对牙科器械、内镜等医疗器具应严格消毒。

了解戊型肝炎

尽管戊型肝炎排在五类病毒型肝炎中的最后一位，但其危害性却一点也不小，甚至在某些方面要超过前几种病毒性肝炎。

1. 戊型肝炎的分类

根据临床表现，戊型肝炎一般可分为急性黄疸型、急性无黄疸型、急性重型和瘀胆型四种。

2. 戊型肝炎的症状

戊型肝炎除了乏力、食欲减退、恶心、呕吐外，急性黄疸型患者还有尿黄、眼睛黄、皮肤黄、血中胆红素升高的症状。重型肝 3 炎的表现更重，甚至可以发生肝性脑病、弥漫性血管内凝血等危及生命的并发症。

3. 戊型肝炎的特征

此类肝病经过呈自限性，没有慢性化和病毒携带者，预后良好；其传染源、传播途径同甲型肝炎；戊型肝炎潜伏期平均为 40 天；易感人群 70％以上为青壮年；男性发病率高于女性，幼年感染后多不发病，而孕妇戊型肝炎感染后易重症化，尤其在妊娠晚期，病死率为 10％～20％，最高可达 39％。戊型肝炎的流行常有明显的季节性，多在秋冬二季，与洪水和雨季有关，可呈地方性流行；而散发性则无明显的季节高峰。戊型肝炎起病类似甲型肝炎，与甲、乙型肝炎相比，其黄疸前期症状重、时间长。黄疸前期呈现感冒样综合征、关节痛，以全身疲乏无力和消化道症状为主。黄疸出现后 4～5 天消失。

专家提示

由于戊型肝炎是通过消化道传播，因此平时应充分重视饮食卫生，餐具一定要消毒，提倡分餐制。不要喝生水和吃不干净的生冷食品。如果直接接触了传染性物品，最直接有效的办法是用肥皂和流动水充分洗手。

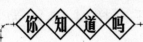

戊型肝炎病毒与甲型肝炎病毒的区别

戊型肝炎和甲型肝炎有许多相似之处，如：均经消化道传播，一般不导致慢性肝炎；但戊型肝炎也有不同于甲型肝炎的地方，如以下几点：

（1）平均病情重于甲型肝炎，黄疸发生率高，病情恢复比甲型肝炎慢；

（2）易发生胆汁瘀阻，黄疸消退较慢；

（3）孕妇特别是中晚期妊娠妇女合并戊型肝炎往往有严重后果，如产后出血或死胎。

第二大肝病——脂肪肝

脂肪肝是仅次于病毒性肝炎的第二大肝病，是由各种原因引起的肝细胞内脂肪堆积过多而导致的肝脏病变，它正严重地威胁着人们的健康。研究表明，脂肪肝为隐匿性肝硬化的常见原因。脂肪肝是一种常见的临床现象，而非独立的疾病。

一般来讲，脂肪肝属可逆性疾病，早期诊断并及时治疗可恢复正常。正常人的肝内总脂肪量约占肝重的5％，内含磷脂、甘油三酯、脂酸、胆固醇及胆固醇脂。脂肪量超过5％为轻度脂肪肝，超过10％为中度脂肪肝，超过25％为重度脂肪肝。当肝内总脂肪量超过30％时，用B超才能检查出来，被B超检查确诊为"脂肪肝"。而脂肪肝患者，总脂量可达40％～50％，有些达60％以上，主要是甘油三酯及脂酸，而磷脂、胆固醇及胆固醇脂只少量增加。

1. 脂肪肝的临床表现

脂肪肝的临床表现多样，轻度脂肪肝多无临床症状，易被忽视。研究表明，约 25% 以上的脂肪肝患者临床上无症状。有的仅有疲乏感，而多数脂肪肝患者较胖，故更难发现轻微的自觉症状。因此，目前脂肪肝患者多于体检时偶然发现。中重度脂肪肝有类似慢性肝炎的表现，可有食欲不振、疲倦乏力、恶心、呕吐、体重减轻、肝区或右上腹隐痛等。肝脏轻度肿大可有触痛，质地稍韧、边缘钝、表面光滑，少数患者可有脾肿大和肝掌。当肝内脂肪沉积过多时，肝脏肿大，可使肝被膜膨胀、肝韧带牵拉，而引起右上腹疼痛或压痛、发热、白细胞增多，易误诊为急腹症而做剖腹手术。脂肪囊泡破裂时，脂肪颗粒进入血液也可引起脑、肺血管脂肪栓塞而突然死亡。若肝细胞脂肪堆积压迫肝窦或小胆管时，门静脉血流及胆汁排泄受阻，出现门静脉高压及胆汁瘀积。因急性化学物品中毒、药物中毒引起的脂肪肝或急性妊娠脂肪肝，其临床表现多呈急性或亚急性肝坏死的表现，易与重症肝炎相混淆。此外，脂肪肝患者也常有舌炎、口角炎、皮肤瘀斑、四肢麻木、四肢感觉异常等末梢神经炎的改变。少数患者也可有消化道出血、牙龈出血、鼻出血等。重度脂肪肝患者可有腹水和下肢水肿、电解质紊乱（如低钠、低钾血症）等症状。脂肪肝表现多样，遇有诊断困难时，可做肝活检确诊。

2. 脂肪肝的种类

（1）肥胖性脂肪肝。肝内脂肪堆积的程度与体重成正比，重度肥胖者肝脏脂肪变性率高；体重得到控制后，其脂肪浸润亦减少或消失。

（2）酒精性脂肪肝。研究表明，长期嗜酒者肝脏也有脂肪浸润的现象。有人观察，每天饮酒 80～160 克，则酒精性脂肪肝的发生率增长 5～25 倍，饮酒后乙醇取代脂肪酸，使脂肪酸积存，酮体在体内堆积，体内乳酸、丙酮酸比值增高，乳酸过多则抑制尿酸由肾排出，引起高尿酸血症；使肝糖原异生减少，导致低血糖，有的患者发生猝死。此类脂肪肝的危害性较大，但轻度酒精性脂肪肝只要戒烟酒 4～6 周后，其转氨酶水平就能恢复到正常水平。

（3）营养不良性脂肪肝。营养不良、缺乏蛋白质是引起脂肪肝的重要原因，多见于摄食不足或消化功能障碍，不能合成载脂蛋白，以致甘油三酯积存肝内，形成脂肪肝。如重症营养缺乏患者表现为蛋白质缺乏性水肿，体重减轻，皮肤色素减退和脂肪肝，在给予高蛋白质饮食后，肝内脂肪很快减少；或输入氨基酸后，随着蛋白质合成恢复正常，脂肪肝迅速消除。

（4）糖尿病脂肪肝。糖尿病患者约 50% 可发生脂肪肝，其中以成年患者为多。因为成年糖尿病患者有 50%～80% 是肥胖者，其血浆胰岛素水平和血浆脂肪酸增高。脂肪肝的转变既与肥胖程度有关，又与进食脂肪或糖过多有关。

（5）妊娠脂肪肝。此类脂肪肝多在第一胎妊娠 34～40 周时发病，病情严重，预后不佳，母婴病死率分别达 80% 与 70%。临床表现为严重呕吐、黄疸、上腹痛等，很难与爆发性病毒性肝炎区别。

（6）药物性脂肪肝。某些药物或化学毒物通过抑制蛋白质的合成而导致脂肪肝，化学药物，西药如四环素、肾上腺皮质激素、吐根碱等，此类脂肪肝应立即停用该药，必要时辅以支持治疗，直至脂肪肝恢复为止。

（7）因其他疾病引发的脂肪肝。结核、细菌性肺炎及败血症等感染时也可发生脂肪肝，病毒性肝炎患者若过分限制活动，加上摄入高糖、高热量饮食，肝细胞脂肪易堆积；接受皮质激素治疗后，脂肪肝更容易发生。控制感染后或去除病因后，脂肪肝迅速改善。另外，还有所谓胃肠外高营养性脂肪肝、中毒性脂肪肝、遗传性疾病引起的脂肪肝等。

3. 脂肪肝的早期发现

脂肪肝是一种常见的弥漫性肝病，如能及时诊治，可使其逆转；反之，部分患者可发展为脂肪性肝炎，甚至肝硬化。因此，早期诊治对阻止脂肪肝进展和改善预后十分重要。关于脂肪肝的诊断，过去必须根据肝穿刺病理检查进行确诊，近年来随着影像技术的发展，特别是 CT、MRI 及超声显像在临床上的广泛应用，不再经肝穿刺活检即能得到比较准确的临床诊断。现主要采用 B 超和 CT 诊断脂肪肝。现已证实，通过影像学检查不仅可筛选脂肪肝，并能确定诊断。鉴于 B 超诊断脂肪肝具有经济、迅速、无创伤等优点，因此，定期给脂肪肝高危人群做肝脏 B 超检查，是早期发现脂肪肝的最佳方法。

专家提示

脂肪肝的高危人群要有自我保健意识，应定期（每年 1～2 次）做肝脏 B 超等影像学检查，以便早期发现脂肪肝。

危害巨大的酒精肝

所谓酒精肝，即酒精性肝病，是因长期、大量饮酒而导致的肝脏疾病。酒精的主要成分为乙醇，当其进入肝细胞后，经过肝细胞中的酶氧化为乙醛。而乙醛对肝细胞有明显的毒性作用，使其代谢发生障碍，从而使肝细胞变性坏死及纤维化，严重时可致肝硬化。

1. 酒精肝的危害

肝脏是人体的化工厂，人体所需的各种营养物质的转化、合成都由肝脏完成，各种各样的毒素也要经过肝脏来排解。少量喝酒，酒精经过肝脏解毒代谢后，变成无毒的物质排出体外；若长期大量饮酒，酒精的代谢产物乙醛对肝细胞的毒性作用就非常大。酒精影响蛋白质和维生素的合成吸收，造成营养不良；而营养不良又成为肝细胞进一步损害的继发性因素，二者相互影响，最终导致肝细胞的脂肪浸润、炎症、坏死，从而发生肝硬化。

2. 酒精肝的症状

酒精肝早期一般无特异性症状和体征。只有随着病情的不断发展，继而出现一些消化系统和肝病方面的症状。如果没有采取有效的措施，病情将继续恶化、加重，逐渐出现酒精性肝炎、肝纤维化以及肝硬化。酒精肝的症状表现：轻症会出现腹胀、乏力、肝区不适、厌食，还有黄疸、肝肿大和压痛、面色灰暗、腹水、浮肿、蜘蛛痣、发热及白细胞增多（主要是中性粒细胞增多），类似细菌性感染，少数有脾脏肿大等症状；中重度除上述症状外，还有持续低热、腹泻、四肢麻木、手颤、性功能减退，男性有勃起功能障碍等，肝功能检查有 AST 和 ALT 中度升高、AST/ALT 比值接近 3 等指标。

3. 酒精肝的并发症

如果不采取正确的措施防治酒精肝，任其发展，肝纤维化、肝硬化的出现是必然的，而且还可能发生多种并发症，这些并发症主要有以下几种。

（1）上消化道出血。酒精肝硬化引起的门脉高压症，多发生上消化道出血，还可能由于急性胃黏膜糜烂、溃疡病或食管静脉曲张破裂出血（EVB），如果不能进行及时、有效的处理，会出现休克等情况危及生命，死亡的概率较高。

（2）腹水与感染。酒精肝因电解质、渗透压、营养等因素导致出现大量腹水（类似于肝硬化和肝癌患者的腹水），因此导致恶性循环，容易出现电解质紊乱，甚至危及生命。同时，由于酒精肝病程中营养和各种并发症因素，致使免疫力低下，极易发生感染，特别是肺部感染和细菌性自发性腹膜炎。肺炎的发生率高于普通人群 3～4 倍，且为重要的致死原因之一，故对其防治应给予重视。

（3）肝性脑病（肝性脑病）。酒精肝患者多因消化道出血、电解质与酸碱紊乱、继发感染等因素以及疾病本身错综复杂的机制共同导致肝性脑病。在发生肝性脑病时，如果抢救不当或不及时，死亡率极高，故对于酒精肝患者，应该从预防上入手，避免诱发因素，同时积极治疗酒精肝。

（4）电解质紊乱、酸碱平衡失调。乙醇代谢产生高乳酸血症、酮症，导致甘油三酯（AG）升高，引起代谢性酸中毒；乙醇过度麻醉抑制呼吸，可导致呼吸性酸中毒；戒酒综合征过度呼吸可致呼吸性碱中毒。同时由于摄入少、排泄多，胃肠道与肾小管吸收不良，以及乙醇所致酸碱紊乱，出现电解质紊乱，发生低钾、低镁、低钙、低磷血症等，是导致死亡的重要原因。

专家提示

肝病患者夏季别喝啤酒，啤酒中的乙醇会对肝脏造成直接或间接的损伤，即使正常人长期饮用啤酒，也会造成营养失衡，引发疾病。

肝硬化的表现及检查

肝硬化是一种常见的慢性肝病，是由一种或多种病因长期损害肝脏引起的，使肝脏呈进行性、弥漫性、纤维性病变。一般来讲，肝硬化发病较缓慢，可隐匿3～5年，甚至数十年之久。肝硬化对人体健康的危害巨大，下面分别介绍一下肝硬化的表现及其诊断。

1. 肝硬化的表现

由于肝硬化起病与病程发展均较缓慢，其临床表现可分为肝功能代偿期与肝功能失偿期，但两期分界并不明显或有部分重叠现象。

（1）肝功能代偿期。这一时期肝硬化的症状较轻，常缺乏特异性，以疲倦乏力、食欲减退及消化不良为主，伴有恶心、厌油、腹部胀气、上腹不适、隐痛及腹泻等症状。

（2）肝功能失偿期。这一时期症状显著。

①全身症状。通常有营养状况较差、消瘦乏力、精神不振等表现。重症者因衰弱而卧床不起，皮肤干枯、粗糙，面色灰暗、黝黑。常有贫血、舌炎、口角炎、夜盲、多发性神经炎及浮肿等表现。

②消化道症状。食欲明显减退，进食后即感上腹不适和饱胀、恶心，甚至呕吐。对脂肪和蛋白质耐受性差，进食油腻食物，易引起腹泻。患者因腹水和胃肠积气而感腹胀难忍，晚期可出现中毒性鼓肠。上述症状的产生与胃肠道瘀血、水肿、炎症、消化吸收障碍和肠道菌群失调有关。半数以上患者有轻度黄疸，少数有中度或重度黄疸。

③出血倾向及贫血。常有鼻出血、齿龈出血、皮肤瘀斑和胃肠黏膜糜烂出血等。出血倾向主要与肝脏合成凝血因子的功能减退、脾功能亢进所致血小板减少及毛细血管脆性增加有关。患者尚有不同程度的贫血，多因营养缺乏、肠道吸收功能低下、脾功能亢进和胃肠道失血等因素引起。

④内分泌失调。内分泌紊乱有雌激素、醛固酮及抗利尿

激素增多，主因是肝功能减退后对其灭活作用减弱，从而使其在体内蓄积、尿中排泄增多；雌激素增多时，通过反馈机制抑制垂体前叶功能，从而影响垂体—性腺轴及垂体—肾上腺皮质轴的功能，致使雄性激素减少，肾上腺皮质激素有时也减少。

由于雌性激素和雄性激素之间的平衡失调，男性患者常表现为性欲减退、睾丸萎缩、毛发脱落及乳房发育等。女性患者表现为月经不调、闭经、不孕等症状。此外，有些患者可在面部、颈、上胸、背部、两肩及上肢等腔静脉引流区域出现蜘蛛痣和（或）毛细血管扩张。在手掌大、小鱼际肌和指端部发红，称肝掌。一般认为蜘蛛痣及肝掌的出现与雌激素增多有关，还有一些未被肝脏灭活的血管舒张活性物质也起一定的作用。当肝功能损害严重时，蜘蛛痣的数目可增多增大；肝功能好转，则可减少、缩小或消失。

⑤脾肿大。常为中度脾肿大，部分可达脐下，主要由脾脏瘀血、毒素及炎症因素引起，与网状内皮细胞增生也有关系。脾脏多为中等硬度，表面光滑，边缘钝圆，大脾可触及脾切迹。如发生脾周炎，可引起左上腹疼痛或腹痛。上消化道大出血时，脾脏可暂时缩小，甚至不能触及，这对鉴别确定食管静脉曲张破裂出血有很大的价值。脾肿大常伴有白细胞、血小板和（或）红细胞减少，称为脾功能亢进。

⑥腹水。是肝硬化失代偿最突出的表现，腹水形成的直接原因是水钠潴留。部分患者可出现胸水，以右侧较为常见，多为腹水通过横膈淋巴管进入胸腔所致，称为肝性胸

水。中等以上腹水出现移动性浊音，少量腹水时移动性浊音不明显，可借助超声波检出。

2. 肝硬化的检查

肝硬化时常要检查肝功能。肝功能检查对肝硬化的诊断和治疗都有重要意义。常做的肝功能检查项目如下所述。

（1）血清酶学检查。重要的有谷丙转氨酶、谷草转氨酶、碱性磷酸酶、γ-谷氨酸转肽酶。

（2）血清胆红素代谢。试验血清胆红素并不反映是否存在肝硬变，但可提示黄疸的性质。肝细胞性黄疸时，血中直接胆红素和间接胆红素均增高，以间接胆红素增高为主。

（3）血清蛋白测定。有血清总蛋白、白蛋白、球蛋白、白蛋白/球蛋白比值。蛋白代谢是肝脏代谢能力的重要表现，是肝脏损害后的反映。肝硬化时往往白蛋白合成减少，血中白蛋白/球蛋白比值降低甚至倒置，比值越低，说明肝脏代偿能力越差。

（4）蛋白电泳。蛋白电泳出现 γ-球蛋白比例增加，提示慢性肝病。肝炎后肝硬化失代偿时，γ-球蛋白增高最为显著。

（5）凝血酶原时间测定。当肝实质细胞受损时，肝脏合成的多种凝血因子可减少。当肝功能严重受损时，凝血酶原时间测定是一项较为敏感的指标，肝硬化晚期凝血酶原时间延长。

（6）免疫球蛋白测定。肝炎肝硬化以 IgG 及 IgA 增高多见，多以 IgG 增高为主。原发性胆汁性肝硬化时 IgM 增高，酒精性肝硬化时常见 IgA 增高。

（7）血清总胆固醇及胆固醇酯测定。肝硬化时两者均降低。

（8）肝纤维化指标。有脯氨酸羟化酶、透明质酸、四型前胶原肽、层粘蛋白等，肝硬化时都有不同程度的增高。

专家提示

要治疗肝硬化，应先了解引起肝硬化的病因。肝硬化的病因很多，常见的有以下几种：病毒性肝炎、慢性酒精中毒、营养缺乏、中毒等。

掠夺生命的"杀手"——肝癌

肝癌是我国常见的恶性肿瘤之一，病死率极高，是掠夺生命的杀手。肝癌恶性程度高，发展迅速，若治疗不及时或治疗方案选择不当，平均生存时间不超过半年。下面全面介绍一些肝癌知识。

1. 肝癌的种类

（1）原发性肝癌。是发生在肝细胞或肝内胆管上皮细胞的恶性肿瘤。肝硬化容易转化为原发性肝癌。

（2）继发性肝癌。身体其他脏器转移至肝脏的癌肿，从而形成继发性肝癌。多数是由胃癌、大肠癌所致；少数是由胰腺癌和胆道癌转移到肝脏发展而来。

2. 肝癌患者的症状

肝癌早期常无明显症状，其潜伏期可长达 10 年以上，早期肝癌患者不易发觉自己的病情。肝癌一旦出现症状，其病程大多已进入中晚期。

（1）肝区疼痛。这是最典型的症状，具体表现为肝区钝痛或胀痛。由于癌肿迅速生长，促使肝包膜绷紧，肿瘤侵犯膈肌而引起疼痛。向右后方生长的肿瘤可以使右腰疼痛。

（2）消化道症状。可使食欲减退，消化不良，恶心呕吐和腹泻等，因缺乏特异性而易被忽视。

（3）乏力、消瘦。肝癌患者会出现全身衰弱症状，少数晚期患者会呈现出恶病症状。

（4）发热。发热与癌肿坏死产物吸收有关，一般出现低热，偶尔会高达 39℃ 以上，呈持续发热状态，有时候午后会呈现出低热或弛张型高热。癌肿压迫或侵犯胆管，可并发胆道感染。

（5）转移灶症状。肿瘤转移之处一般会出现相应症状，有时成为肝癌的初现症状。如转移到肺，可引起咳嗽、咯血；转移到胸膜，可引起胸痛和血性胸水；转移到骨，可引起局部疼痛或病理性骨折；转移到脊柱或压迫脊髓神经，可引起局部疼痛和截瘫等；转移到颅内，可出现如颅内高压相应的定位症状和体征，可导致脑疝而突然死亡。

肝癌本身或与之并存的肝硬化可引起其他并发症，常见于病程晚期，是导致患者死亡的原因。并发症包括：肝性脑病、消化道出血、肝癌结节破裂出血、血性胸腹水和继发感染等。

专家提示

如果患者突然出现原因不明的肝区不适、消瘦等现象，应及时做详细检查，排查肝癌。

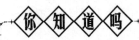

引起肝癌的 9 大因素

肝癌的死亡率非常高，但在日常生活中如果注意生活方式，避免一些危险因素，肝癌的发病率就可能减少三分之一。据研究人员估计，肝癌主要由 9 大危险因素引起，如果减少这些危险因素，就可以极大地降低癌症发病率。

这 9 大影响因素是：吸烟、酗酒、肥胖、劣质饮食、不安全的性生活、城市空气污染、室内燃煤烟雾、肝炎和缺少锻炼。

通过肤色识别肝脏病变

皮肤是人体健康的一面镜子，当人体内部的脏器出现病变时，就会反映到皮肤上。我们通过观察皮肤就能发现疾病的蛛丝马迹。当肝脏出现问题时，肤色会发生哪些变化呢？我们又是怎样通过肤色来识别肝病的呢？

（1）肤色发黑：肝癌。肝癌是我国常见的恶性肿瘤之一，是我国位居第二的癌症"杀手"，常见于中年男性。因其恶性程度高、病情发展快，患者早期一般没有什么不适，一旦发现症状，往往已属中晚期，故治疗难度大、疗效差，一般发病后生存时间仅为 6 个月，人称"癌中之王"。

（2）红色预警：肝硬化。肝硬化是一种常见的慢性、进行性、弥漫性肝病，是由一种或几种疾病长期或反复作用引起的。病理组织学上有广泛肝细胞变性坏死、肝细胞性再生、结缔组织增生及纤维化，导致正常肝小叶结构破坏和假小叶形成，致使肝脏逐渐变形、变硬而发展为肝硬化。引发肝硬化的主要原因是：酗酒、感染病毒（如慢性）、大量服用某些药物、长期受某些环境毒物侵害和遗传因素或其他疾病等。

（3）橙色：肝纤维化。肝纤维化是慢性肝炎发展成肝硬化过程中的病理阶段，其发病机制复杂，治疗相当不容易。判断慢性肝病是否伴有肝纤维化的"金标准"，是肝穿刺加上肝脏病理检查。由于患者常畏惧肝穿刺，不愿意接受这项创伤性检查，这就给尽早、准确地判断肝纤维化的程度造成困难。

一些慢性肝病患者往往自我感觉还可以，认为肝硬化还离自己远着呢，殊不知这种错误的想法带来的后果是贻误了控制肝纤维化的时机。

（4）黄色：肝炎。病毒性肝炎是常见的严重传染病之一，即通常所说的甲、乙、丙、丁、戊等型肝炎。疾病控制与预防中心大约每年可收到 7 万份病例报告，其中很大一部分是酒精过量、使用某些药物或摄入了环境中的有毒物质等引起的肝炎。

（5）蓝色：脂肪肝。随着人们生活水平的提高和饮食结构的变化，脂肪肝这一"富贵病"在我国发病率明显上升，其中，40～50岁的男性是脂肪肝患者的"主力"。

肝脏是脂肪代谢的重要器官，有合成、利用和转运脂肪的功能。当脂肪来源过多、合成增加，而利用和释放减少时，即可导致脂肪在肝脏内沉积。当脂肪含量大于肝脏的5％时，即会出现脂肪肝。

专家提示

如果我们的肤色发生了变化，一定要及时去医院检查，以便及早发现病变。

第 2 章

肝脏保养　积极预防

随着人们生活水平的日益提高，病毒性肝炎、脂肪肝、酒精肝、药物性肝损害、肝硬化及肝癌等肝病成为目前威胁人类健康的主要疾病之一。人们往往谈"肝"色变，那么，怎样才能远离肝病呢？其实很简单，只要我们采取有针对性的预防措施，就能远离肝病，有效地保养肝脏。

健康测试

你是丙型肝炎的高危人群吗

丙型肝炎是一种隐匿性强、危害大的肝病，哪些人易得丙型肝炎呢？下面做个测试。

请根据自己的实际情况回答下面的问题，若有以下症状，就在括号内画"√"。

1. 曾在1993年之前输过血或接受过血制品。（　）

2. 曾做过消化道内镜检查。（　）

3. 曾做过没有严格消毒的针灸施治。（　）

4. 曾做过血液透析或器官移植。（　）

5. 曾经使用过未经严格消毒的牙钻等牙科器械。（　）

6. 曾与他人共用同一个注射器。（　）

7. 曾在理发室使用未经严格消毒的理发用具和剃须刀具。（　）

8. 曾经用过未经严格消毒的器具进行文身、文眉、穿耳孔等皮肤黏膜损伤性操作。（　）

9. 曾在美容院进行过抽脂、割双眼皮等创伤性美容项目。（　）

10. 曾有多个性伴侣。（　）

11. 密切接触血液的医护工作人员。（　）

12. 家庭成员中有丙型肝炎患者。（　）

测试结果

如果以上问题中有一个符合你的实际情况，就表示你已经属于丙型肝炎高危人群。出于对自己身体健康的考虑，你应该到正规医院进行丙型肝炎抗体检查，排除丙型肝炎，从而做到早发现、早诊断、早施治。

中老年人预防肝病的措施

肝脏是人体最重要的器官之一，但由于肝内实质没有神经细胞，所以它一贯"沉默且没有痛觉"，因此它的安危常常被人忽略。然而一旦等到它出现症状时，就已经耽误了治疗的最佳时机。中老年人是肝病的高危人群，那么，中老年人应该怎样预防肝病呢？

（1）每年体检。专家指出，对症状不明显的肝病，中老年人一定要提高警惕。一年至少体检一次，如果是乙型肝炎患者，至少三个月体检一次，以便及早发现，及时治疗。

（2）限酒戒烟。中年朋友是社会的中坚力量、家庭的支柱，平日应酬较多，请客喝酒是家常便饭。而酒精是肝脏健康的"克星"，如果长期大量饮酒，酒精会损害肝细胞，导致酒精肝，因此，中年朋友应适度喝酒，并尽量不喝。香烟中的有毒物质不仅会损害肺、心、脑，同时也会损害肝脏，因此，也最好戒烟。

（3）饮食科学合理。饮食不合理，经常暴饮暴食或饥一顿饱一顿，都会加重肝脏负担，长期下去，就有可能导致肝脏出现病变，因此要做到饮食科学合理。中老年朋友可多吃一些新鲜蔬菜和水果，摄入足够的膳食纤维和维生素。少吃肥甘厚腻的食物，因为长时间的高脂肪饮食会引起脂肪肝。此外，还要注意饮食卫生，确保肝脏不受肝炎病毒的侵害。

（4）用药合理。几乎所有的药物都在肝脏中代谢，但部分药物服用后会引起肝脏不同程度的损害，表现为肝炎症状或肝功能异常，称为"药物性肝炎"。对肝脏有损害的常见药物有四环素、镇静类药、解热镇痛药及抗风湿类药、抗结核类药、抗肿瘤类药等。因此，生病时一定要在医生的指导下用药，若因病情需要必须服用上述药物时，要尽量减少用药剂量和缩短用药时间，并经常检查肝功能。

（5）坚持运动。运动不但可以促进机体的气体交换和血流通畅，为肝脏提供足够的氧气和营养物质，还可加速新陈代谢，促进废物或有毒物质的排出，起到保护肝脏的作用。不过，中老年人一定要选择好适合自己的运动方式，并一直坚持运动。

（6）不要经常熬夜。工作与生活的起居要有规律，不能经常熬夜。要知道晚间 11 点到凌晨 1 点是肝脏排毒时间，需在熟睡中进行。经常熬夜，会损坏肝脏的排毒功能。

专家提示

研究表明，情绪紧张、忧郁、易怒、过度疲劳等都会对肝脏产生不良影响，进而使自身抗病能力下降，易于感染病毒。因此，中老年朋友要学会自我调节，努力做到心平气和、心情舒畅、乐观开朗。

预防甲型肝炎的方法

甲型肝炎传染主要通过消化道，因此与甲型肝炎患者共用餐具、茶杯、牙具等亲密行为会感染甲型肝炎；而如果吃了甲型肝炎病毒污染的食品和水，也可受到传染。如果水源被甲型肝炎患者的大便或其他排泄物污染，也可能会引起甲型肝炎的暴发流行。那么，应该怎样预防甲型肝炎呢？

（1）早发现、早隔离、早治疗。甲型肝炎患者在出现明显症状以前，传染性很强，因此愈早发现、愈早隔离，就愈能减小传染的风险。在甲型肝炎流行期，托幼机构要加强对幼儿的检查，以便发现早期患者，早期隔离。甲型肝炎患者的住室、活动的房间和衣物要消毒。自发病之日起，患者至少要隔离 45 天，并且严格消毒患者的呕吐物、粪便及餐具等。

（2）做好甲型肝炎预防宣传工作。可利用各种宣传工具，广泛开展卫生宣传工作，让人们都了解甲型肝炎的危害。

（3）注意饮水卫生。要加强饮水卫生，不管是自来水还是井水、河水、池塘水，饮用之前都应进行消毒。如 50 千克水加漂粉精片 1 片，就可杀灭甲型肝炎病毒；如已有甲型肝炎流行，可适当加大漂粉精用量。为防止水源和农作物受到污染，不要用新鲜粪便施肥，不要在河、池塘内洗甲型肝炎患者的衣物等。

（4）饮食要干净、卫生。生吃瓜果时一定要清洗干净。

毛蚶、蛤蜊等水产品可能粘附甲型肝炎病毒，因此不可生吃或半生吃。直接入口的食物如酱菜、凉拌菜，不能在可能受污染的水中清洗。

（5）餐具、茶具要做好消毒工作。如果举办宴会或举办酒席，结束后，一定要做好餐具和茶具的消毒工作，以防出现感染。进行消毒工作时，可采取湿热消毒法和化学消毒法等。湿热消毒法的具体方法为煮沸或压力蒸气灭菌法。煮沸是餐具消毒的一种可靠的方法，用水煮沸1分钟，就可使甲型肝炎病毒失去传染性。化学消毒法的具体做法是将餐具中的残渣倒去后，直接在含有次氯酸钠和十二烷基磺酸钠的洗涤液中浸泡10分钟，用清水冲洗干净后即可使用。这种消毒方法消毒效果较好，速度快，餐具、茶具洗完后洁白光亮，无油无垢。

（6）及时接种丙种球蛋白。现在市场上出售的人血丙种免疫球蛋白对甲型肝炎接触者有一定的保护作用，主要适用于接触甲型肝炎患者的易感儿童。人血丙种球蛋白剂量为每千克体重0.02～0.05毫升，注射时间越早越好，不宜迟于接触后14天。

（7）搞好个人卫生。不随地大小便，不喝生水，养成饭前便后洗手的好习惯。

专家提示

甲型肝炎可用中草药预防，如垂柳汤。取新鲜嫩垂柳枝（连叶）100克，加水500毫升，煎至300毫升，分2次服，连服 4 天。或口服板蓝根冲剂：成人每次 1 袋或 1 块，每日 2 次，开水冲服，连服 5～10 天；儿童用量减半。

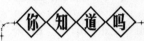

甲型肝炎在什么时间传染性最强？

甲型肝炎病毒主要存在于甲型肝炎患者或隐匿性感染者的粪便中，排毒期长达 2～3 周，在潜伏期末的发病初期大量排毒。因此，甲型肝炎潜伏后期及黄疸出现前数日传染性最强，当黄疸高峰后逐渐消退时，病情好转，传染性也减弱。一般黄疸出现后两周，虽部分患者粪便中仍可检出病毒颗粒，但实际传染性明显下降；黄疸出现 3 周时，患者粪便中已很难找到甲型肝炎病毒，此时基本上无传染性。

预防乙型肝炎的方法

要预防乙型肝炎，可采取下面这三种方法，即控制传染源、切断传播途径和保护易感者。

（1）控制传染源。经血清学、临床和流行病学资料确诊为乙型肝炎患者后，应立即进行疫情报告，并采取相应的隔离措施，如需住院隔离治疗，最好住院隔离，对乙型肝炎患者可不定隔离日期。凡患乙型肝炎的患者，一律调离直接接触入口食品和食具的工作及幼儿工作岗位。

（2）切断乙型肝炎病毒的传播途径。第一，要加强血液及血制品的管理。献血员在每次献血前必须做体格检查，HBsAg阳性者不得献血。血站和生物制品单位应按卫生部《血液制品管理条例》要求，生产和供应血液制品及含人体成分的生物制品，应以灵敏方法检测HBsAg，不得出售和使用HBsAg阳性制品。

第二，阻断母婴传播。应将HBsAg列为妇女产前常规检查项目，对HBsAg阳性，尤其是HBeAg阳性的孕妇应设专床分娩，产房内所有器械要严格消毒。对HBsAg阳性孕妇所生的婴儿，可用乙型肝炎免疫球蛋白和/或乙型肝炎病毒疫苗加以阻断。

第三，要防止医源性传播，各级医疗卫生单位应加强消毒防护措施，如注射器一人一针一管，各种器械及用具实行一人一用一消毒等。

第四，对服务行业的公用茶具、面巾、浴巾以及理发、修脚的刀剪等用具坚持一客一用一消毒。

（3）保护易感人群。合理使用乙型肝炎病毒疫苗和乙型肝炎免疫球蛋白。乙型肝炎病毒疫苗主要用于阻断母婴传播和婴幼儿的预防，亦可用于意外针刺者的暴露后预防。乙型肝炎免疫球蛋白也可用于阻断母婴传播和意外针刺者的暴露后预防。注射时间越早越好，最好在暴露24小时内注射，并与乙型肝炎病毒疫苗联合增强免疫。

此外，在日常生活中应注意下列事项：就餐时尽量不使用公筷，餐具定期消毒，不与乙型肝炎患者共用牙刷、剃须刀等；避免在一方生殖系统黏膜损伤期间进行房事；尽量不要输入血液及其制品，减少注射治疗的次数；不要在未经卫生防疫部门认证的非法小诊所、个体游医处就医。

专家提示

乙型肝炎患者要学会看肝功能、乙型肝炎病毒标志物（乙型肝炎两对半）和 HBV DNA 等基本的检验单。

预防丙型肝炎有讲究

丙型肝炎的危害十分巨大，但是由于丙型肝炎隐匿性较强，因此，丙型肝炎的预防方法十分讲究。下面介绍预防丙型肝炎的方法。

（1）严格管理献血员。合格献血员应就地无偿献血，严防冒名顶替和不合格献血人员混入献血队伍。

（2）把住献血员筛查关。认真进行抗－HCV 和转氨酶（ALT）检测，禁止使用抗－HCV 阳性及 ALT 异常的血液。必要时可加测 HCV RNA，以查出 HCV 抗体产生之前的丙型肝炎病毒携带者。

（3）对器官、组织移植和精子等的提供者进行严格检测。

（4）加强对血液制品的监督管理。血液制品的生产单位应严格筛查原料血浆，加进灭活病毒的生产工艺，做好半成品和成品检定，供应安全血液制品。同时，防疫部门应健全和加强对血液制品生产的监督机制，发现问题及时解决。

（5）严格掌握临床用血的适应证，推广自身输血、择期手术者术前储血和成分输血。临床用血前应加强核查和复测工作。对用血量多的重大手术，临床用血前除复测抗－HCV外，最好加测HCV RNA。

（6）防止医院内的医源性传播。全方位加强医院内消毒隔离工作，特别是介入性诊疗器械的消毒管理工作，尽量减少乃至杜绝医源性交叉感染。能用一次性器械的，尽量采用一次性器械和用品。

（7）加强HCV母婴传播的预防。对于抗HCV（或HCV RNA）阳性的产妇，产房所用器械应单独使用，严格消毒；尽量避免新生儿皮肤黏膜破损。

（8）对急性丙型肝炎患者进行积极治疗和严格隔离。以利于病情恢复和防止续发病例的发生。

专家提示

对丙型肝炎患者、HCV携带者进行宣传教育很有必要。研究证明，家庭内日常生活接触传播（包括母婴传播和性传播）的危险性极小。

预防酒精性肝病的方法

要预防酒精性肝病，我们可采取下面的预防措施。

（1）戒酒。长期大量饮酒可导致多种疾病，尤其以伤害肝脏为甚，是酒精性肝病的根本原因，因此在疾病的治疗过程中及疾病康复后，必须绝对禁止饮酒。若能彻底戒酒，消除病因，则可提高治疗效果，促进疾病康复，防止疾病的复发、恶化或癌变。

（2）饮食要讲究。肝病患者应多食素食，饮食原则宜清淡，忌油腻，富营养，易消化；应少食多餐，禁忌生冷、甜腻、辛热及生痰助湿的食物。由于食盐有凝滞助湿之弊，因此患者应给与低盐、少盐饮食。有出血倾向者，更应忌烟、酒及辛热的食物；湿浊之征明显者，当忌肥甘油腻之食；对出现精神障碍、神志不清者，应严格控制肉食，供应新鲜流质食物。

（3）适当休息。酒精性肝病的患者要注意休息，做到起居规律，劳逸适量。根据病情的不同阶段掌握动静结合的关系，急性期应采取"以静为主，静中有动"的原则，以休息为主，限制过多的活动。稳定期应采取"动静结合，动静适度"的原则，做到生活自理，适当休息。恢复期应采用"以动为主，动中有静"的原则，活动量循序渐进，以无疲乏感为度，避免劳累过度，耗伤气血。

（4）科学运动。在日常生活中坚持运动，能够增强体质，减少或防止疾病的发生。在疾病过程中，应根据病情的缓急轻重以及体质强弱不同，选择适当的运动方法。

（5）调节好自己的心情。中医认为肝胆之病，易于郁滞，应以疏泄为佳。若情恋不畅，精神抑郁，则使气机逆乱，阴阳失调，诱发或加重疾病症状。因此，酒精性肝病患者应克服和消除恼怒、忧郁、疑虑、悲伤、恐惧等不良情绪，树立与疾病斗争的信心，促进疾病的康复。

专家提示

为了保护自己的肝脏，饮酒前可先喝一杯牛奶或酸奶，或吃几片面包，切勿空腹喝酒，以免刺激胃黏膜；若饮酒时间长，可提前服用 B 族维生素，以保护肝脏。也可有意识地多吃富含 B 族维生素的动物肝脏、猪牛羊肉、蛋黄、蔬菜、燕麦等粗粮，以提高体内 B 族维生素的含量。

你知道吗

喝酒不伤肝的 5 个小招数

第一招：多喝白开水。喝酒时可多喝白开水，这样有利于酒精尽快随尿液排出体外；喝啤酒时，要勤上厕所；喝烈酒时最好加冰块。

第二招：不豪饮。喝酒时不要喝得过快过猛，应当慢慢喝，让身体有充分的时间分解体内的乙醇。

第三招：喝酒时多吃绿叶蔬菜。绿叶蔬菜中的抗氧化剂和维生素可保护肝脏，喝酒时可多吃绿叶蔬菜。

第四招：豆制品要多吃。豆制品中的卵磷脂可保护肝脏，喝酒时可多吃些豆制品。

第五招：碳酸饮料不要多喝。碳酸饮料，如可乐、汽水等在喝酒时不宜多喝，以防加快身体吸收酒精的速度。

预防肝癌从日常生活做起

肝癌是不容忽视的"隐形杀手"，全世界每年被它"杀"死的人多达 26 万，而我国就占其中的 10 万。由于肝癌恶性程度高，病情发展快，治疗难度较大，已成为严重威胁人类健康和生命的"癌中之王"。那么，我们怎样才能预防肝癌，健康地生活呢？

（1）定期体检。一般要做定期体检。正常人群一般应一年进行一次体检；肝炎患者需半年进行一次体检；肝硬化患者需 3 个月进行一次体检；AFP 升高者需 1～2 个月检查一次身体。这样才能早发现、早诊断、早治疗。

（2）接种乙型肝炎疫苗。肝癌的发生与乙型肝炎息息相关，研究指出，乙型肝炎病毒与肝癌的相关性高达 80%。因此，乙型肝炎疫苗被看成是第一个"抗癌疫苗"，所以接种乙型肝炎疫苗也是预防肝癌的重要措施之一。

（3）控制丙型肝炎。调查研究发现，肝硬化并发肝癌者的丙型肝炎抗体阳性率竟高达 76%。因此，许多专家认为丙型肝炎病毒可能是发达国家肝癌的主要病因。由于 80%～90% 的丙型肝炎是经血液和血制品传播的，因此尽量减少输血或应用血制品是减少丙型肝炎、控制肝癌发生的另一种有效措施。

（4）远离致癌物。不吃霉变、烧糊的食物，这类食物中含有的黄曲霉素是致癌物，尤其是吃发霉的食物更容易引发肝癌。

（5）不酗酒。资料表明，酗酒与肝癌的发生有很大的关系，酒精性肝硬化的患者发生肝癌的概率很高，因此不要酗酒。一般而言，健康人以少饮为佳，肝病者则宜禁酒。

（6）注意卫生。饮水污染、药物中毒、吸烟、食亚硝胺、微量元素缺乏以及遗传因素等都有协同致癌的作用，因此应做好环境保护、讲究卫生、增进营养、杜绝滥用药物和去除不良卫生习惯等综合措施，以有效防止肝癌的发生。

（7）积极运动。肝癌的发生还与人体的免疫有关。正常情况下，人体内的细胞可能形成癌细胞，但人体的免疫系统有清除这些细胞的能力，使人体不发生癌症。当人体免疫力减弱时，就容易发生癌变。因此，积极锻炼、增强自身的免疫力，也是防止肝癌发生的重要措施。

专家提示

为了预防肝癌的发生，要注意自己的卫生习惯，勤洗手，吃饭时做到分餐；尽量少抽或不抽烟。

做好妊娠期肝病的预防工作

妊娠期肝病主要包括妊娠肝内胆汁瘀积症和肝细胞疾病（病毒性肝炎、急性妊娠脂肪肝）等几种。肝内胆汁瘀积症可影响胎儿的生长发育，导致胎儿窒息、死胎；而肝细胞疾病会让妊娠妈妈出现肝功能异常，引起产后大出血等并发症，甚至导致孕妇死亡。为了保障胎儿和孕妇的安全，我们有必要了解一下妊娠期肝病的生理改变、临床特点、防治措施等。

（1）妊娠肝内胆汁瘀积症。此病绝大多数发生在妊娠后期，其临床主要表现为皮肤瘙痒，一般无消化道症状，瘙痒4周后可出现轻微黄疸；肝功能检查可见谷丙转氨酶和总胆红素浓度轻度升高；肝纤维化全套或单项甘胆酸浓度检查值明显升高，分娩后肝功能及甘胆酸浓度迅速下降，一般一周内恢复正常。尽管本病对孕妇本身伤害较小，但引起的新生儿窒息死亡率却明显高于病毒性肝炎，这是由于患者胎盘组织内也存在胆汁瘀积，引起胎盘血液灌注不足，使胎盘缺氧，造成胎儿宫内窘迫所致的。

（2）病毒性肝炎。妊娠期急性病毒性肝炎是一种全身性疾病，具有明显食欲不振、恶心、呕吐、厌油等消化道症状。甲、戊型肝炎早期常伴有发热症状，3～5天热退后出现巩膜黄染，但皮肤瘙痒症状较轻微。肝功能检查可见谷丙转氨酶及总胆红素浓度显著升高。重症肝炎病死率达70%。孕妇患急性病毒性肝炎的危险性比非孕妇高，因为胎儿的呼吸、代谢、解毒和排泄等均靠母体完成，这就会增加母体的基础代谢，从而加重母体肝脏的负担。此外，妊娠期蛋白质摄入不足，使血清蛋白进行性下降，加上分娩时精神紧张、疲劳、出血、手术创伤、麻醉药物等因素，促使机体恶性循环，进而就会导致肝衰竭。因此，孕前做肝功能、乙型肝炎全套、丙型肝炎抗体、丙型肝炎、乙型肝炎病毒含量检验，让专科医师有针对性地早期选择胸腺肽 α1 进行抗病毒、调节免疫治疗，可减少发病率。

（3）妊娠急性脂肪肝。本病多见于怀第一胎 36～40 周的孕妇，其临床特点为突然持续性呕吐，上腹疼痛，随后出现黄疸迅速加深，以直接胆红素为主，但尿胆原多为阴性，皮肤瘙痒罕见，如不及时住院进行专科治疗，就会发展为典型的暴发性肝衰竭、肾衰竭、胰腺炎，或者不能控制的胃肠道或子宫出血、昏迷，乃至死亡，所以，妊娠期肝病都应列入高危妊娠范畴。

（4）预防妊娠期肝病的方法。那么，怎样才能使孕妇不出现妊娠期肝病呢？

孕妇在传染病流行季节应避免到公共场所接触感染人群，注意饮食卫生，避免吃不洁食物。如果孕妇要接受检查，应使用一次性注射器抽血，避免交叉感染；同时，要避免摄入过量的蛋白质、脂肪，以免增加肝脏负担，形成脂肪肝。

妊娠早期出现恶心、呕吐，若非妊娠本身所致，应到医院做肝功能、乙型肝炎全套、甲、丙、戊型肝炎抗体，腹部B超等检查，明确病因，早期治疗。

妊娠晚期有皮肤瘙痒时，要引起高度重视，警惕妊娠肝内胆汁瘀积症，加强胎儿监护，适时终止妊娠，这样才能降低围产儿病死率。

慢性乙型肝炎携带的孕妇应定期复查肝功能及乙型肝炎病毒含量，制订治疗方案，同时应注意避免羊膜腔穿刺，并缩短分娩时间，保证胎盘的完整性，尽量减少新生儿暴露母血的机会，再加上有效的母婴阻断方案，95％以上的乙型肝炎母亲可生出健康的宝宝。

专家提示

初次妊娠的孕妇在晚期突然出现腹痛、呕吐，一般解痉药物不能缓解，伴有高热或白细胞、淀粉酶的含量增高时，要警惕妊娠急性脂肪肝，不可误诊为急腹症而施行手术，以免加重病情。

家有肝炎患者，预防感染讲方法

如果家中有人患了病毒性肝炎，应采取哪些措施来防止其他家人受到感染呢？

如果患了急性甲型或戊型肝炎，患者在发热、恶心、呕吐期的传染性极强。这时应首先送患者去医院隔离治疗，暂时尚不能住院者应在家中进行隔离治疗。

这期间应处理好患者的排泄物，如尿、便、痰、血迹等要用专用器具盛装，可在粪便内加适量漂白粉或其他消毒液，搅匀后放置 2 小时再倒掉。坐便器也应置 3％漂白粉液中浸泡后再使用。

做好消毒工作。患者换下的衣裤和床单最好煮沸 16 分钟以上或在 0.5％的"84"消毒液中浸泡 10 分钟后再洗涤，患者的衣物切忌与其他人的衣物混洗，以免传播给他人。

患者的日常用品，如口杯、脸盆、牙刷、香皂、剃须刀等都要与家人分开使用。洗脚盆或浴盆也最好能分开用，如不能分用，一定要做到用一次消一次毒。

患者不宜乱吐痰，尤其不要亲吻孩子或用手捏摸食物喂孩子。患者翻阅过的书报、扑克牌等不需要的物品，最好能烧毁或置于烈日下暴晒。

患者及护理患者的家属应养成饭前便后勤洗手的卫生习惯，不要经常用手摸口鼻。一些常用物品，如抹布、剪刀、浇花壶等也要分开放置使用。

吃饭时最好分餐吃，不要将患者吃剩的食物给健康人吃。患者应尽量少到亲戚家中串门，也不要与家人一起到饭店用餐。

与乙型和丙型肝炎患者的生活接触，一般不会被传染，没必要过度预防，以免造成家人感情上的隔阂。但女性患者月经期间的血液一定要进行严格处理。

专家提示

肝炎患者应节制房事，因为唾液或精液有可能传染给自己的爱人。如果是甲型肝炎患者，其隔离期限应不少于 3 周。

外出旅游时预防肝炎的方法

在外旅游时不同于平时在家，若不注意卫生，可增加病毒性肝炎的感染机会。由于传播途径不同，在外旅游时最易感染、最需预防的是甲型和戊型肝炎，其次是预防乙型肝炎。那么，在旅游途中应该怎样预防肝炎呢？

（1）接种肝炎疫苗。旅游者在出发前，应充分了解自身的健康状况，尤其应了解甲型肝炎的免疫状况。一般 35 岁以内的人对甲型肝炎的免疫力较低，故可考虑在出发前半个月至 1 个月内，接种甲型肝炎减毒疫苗或甲型肝炎灭活疫苗，以保证旅游时体内已产生了充足的免疫力。

（2）注意饮食。出门在外，应避免在卫生条件差的街边摊点进食，尤其是肝炎流行季节更要提高警惕。特别是到南方沿海地区旅游时，要避免生食水生贝类，如泥蚶、毛蚶、牡蛎、小蟹等食品，这些水产食品常常采自海边，可能污染有甲型肝炎病毒，必须经过蒸熟煮透后才可安全食用。

（3）养成良好的生活卫生习惯。饭前便后流水洗手，餐具、茶杯、毛巾单独使用，不吃半熟菜，少吃凉拌菜，水果要洗净削皮，注意劳逸结合，以保持身体的健康。

一旦在旅游地确认接触到肝炎患者，应立即注射乙型肝炎高效价免疫球蛋白进行预防。

专家提示

旅游归来后要注意观察身体健康状况。一旦出现肝炎的常见症状，要及时到传染病专科医院进行诊治。

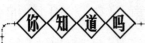

哪些卫生习惯不科学？

（1）用白酒消毒碗筷。这个习惯不科学。因为医学上用于消毒的酒精度数为 75%，而一般白酒的酒精含量在 56% 以下。所以，用白酒擦拭碗筷，根本达不到消毒的目的。

（2）将变质食物煮沸后再吃。一些人喜欢将变质的食物高温高压煮过再吃，以为这样就可以彻底消灭细菌。而医学证明，细菌在进入人体之前分泌的毒素非常耐高温，不易被破坏分解。因此，这种用加热加压来处理剩余食物的方法是不值得提倡的。

（3）用白纸或报纸包食物。有些人爱使用白纸来包食品。一张白纸，以为是干干净净的，而事实上，白纸在生产过程中，会加用许多漂白剂及带有腐蚀作用的化工原料，纸浆虽然经过了冲洗过滤，但仍含有不少的化学成分，还是会污染食物的。至于用报纸来包食品，则更不可取，因为印刷报纸时，会用许多油墨或其他有毒物质，对人体危害极大。

保护肝脏健康的方法

肝脏是人体最重要的器官之一，极易受到病毒的侵害而引发各种不同的肝病。其实，我们在日常生活中稍微注意一下，就能保护我们的肝脏，使其免受伤害。那么，在日常生活中，我们应该怎样做呢？

（1）不可滥用药物。在日常生活中，要避免服用一些不必要的药品，因为太多的化学物质会损害肝脏的健康，而且在没有医生指导的情况下，不要同时服用多种药物；如果服用了非正规药物，可能会使肝脏受到严重损害，甚至造成永久性伤害。

（2）不酗酒。长期大量饮酒会对肝脏造成损害。不管白酒、啤酒，凡是酒精饮料或葡萄酒都应有节制地饮用。肝病患者则不宜饮用任何酒，同时也禁止将酒精和其他一些药物共同服用。

（3）使用空气清新剂、杀虫剂、油漆要注意。使用空气清新剂时要当心，因为肝脏会对吸入人体内的成分进行解毒，分解出有害物质，而杀虫剂、油漆和其他的一些化学喷剂会损伤肝脏。

（4）保护自己的皮肤。注意落在皮肤上的一些物质，如树上和草丛中放置的杀虫剂会通过皮肤到达肝脏并损伤肝脏细胞，因为它们含有对肝脏具有严重破坏作用的化学物质。

（5）饮食科学。饮食要足量、均衡、有营养；避免摄入油炸、高脂肪的食物，这样做可降低胆囊疾病，包括胆结石及与肝脏相关的疾病的发病率；尽量少食熏制、腌制和含盐多的食物。在烹饪过程中可适当加入柠檬汁、洋葱、醋、大蒜、辣椒或芥菜等调味品；加大高纤维食物的摄入，如新鲜水果、蔬菜、大米和谷类食物等，它们对保护肝脏有很大的益处；要少食甜食、点心和饮料，因为甜味调味剂富含高热量，若想吃甜食，可用水果来代替。

（6）控制体重。将自己的体重保持在正常范围内，这也有利于保护肝脏。医学研究已表明，肥胖和肝脏、胆囊等器官的疾病有直接的关系。在减肥的同时，要保证肝脏正常工作所必需的维生素和矿物质。

专家提示

春季是保肝、护肝的最佳季节。这是由于春季是万物复苏的时节，草木也在春季萌发、生长，而肝脏与草木相似，因此肝脏在春季时功能也更活跃。

第 3 章

面对肝病　科学治疗

肝炎严重威胁着人们的健康，而肝硬化及肝癌更是夺去了不少人的生命。专家提醒，其实肝病并不可怕，科学而有效的治疗就可减少肝病的发生、发展，使人们重新拥有健康的明天。

健康测试

你有脂肪肝吗

随着生活水平的不断提高，越来越多的人患上了脂肪肝，脂肪肝也成了继病毒性肝炎后的第二大肝病，严重威胁着人们的健康；而且脂肪肝已被公认为隐匿性肝硬化的常见原因。那么，怎样才能知道自己是否得了脂肪肝呢？

根据自己的实际情况回答问题，选出答案：

1. 用体重（kg）÷身高的平方，结果是：

    A. 大于 28   B. 24～28   C. 小于 24

2. 如果你是男性，那么，你的腰围大于 90 厘米（cm）吗？如果你是女性，那么，你的腰围大于 80 厘米（cm）吗？

    A. 是   B. 否

3. 你是否有糖尿病史呢？

    A. 自己有   B. 父母或兄弟姐妹有   C. 都没有

4. 体检时你发现自己的血脂是怎样的呢？

    A. 血脂高   B. 血脂低

5. 例行检查时发现"转氨酶"的情况是怎样的呢？

    A. 升高   B. 没有升高

6. 你的父母或其他直系亲属是否有"脂肪肝"？

    A. 是   B. 否

7. 日常生活中，你的饮酒情况是怎样的？

   A. 饮酒超过 5 年以上，男性每周饮入的酒精量大于
210 克，女性大于 140 克

   B. 饮酒，但未达到 5 年及上述指标量

   C. 不饮酒（摄入酒精量计算公式：酒精量＝摄入的
酒量×酒精度×0.8）

8. 你是不是经常食欲不振，有恶心、呕吐等症状呢？

   A. 是   B. 否

9. 你是不是经常感到右侧下腹部肿胀、有隐痛呢？

   A. 是   B. 否

10. 你的体重波动情况是怎样的呢？

   A. 1 个月内体重增加或减少超过 5 千克（含运动或药
物减肥）

   B. 1 个月内体重增加或减少大于 2 千克，小于 5 千克

   C. 无波动

11. 你有睡前喝牛奶或吃水果的习惯吗？

   A. 是   B. 否

12. 在日常饮食中，肉类占所吃食品中的比例大于
70％吗？

   A. 是   B. 否

13. 你一生病就吃药吗？

   A. 是   B. 否

评分标准：

1. A＋2　　B＋1　　C＋0
2. A＋2　　B＋0
3. A＋2　　B＋1　　C＋0
4. A＋2　　B＋0
5. A＋2　　B＋0
6. A＋2　　B＋0
7. A＋2　　B＋1　　C＋0
8. A＋1　　B＋0
9. A＋1　　B＋0
10. A＋2　　B＋1　　C＋0
11. A＋1　　B＋0
12. A＋1　　B＋0
13. A＋1　　B＋0

测试结果

如果你的得分高于6分，那就说明你有患脂肪肝的危险了，且危险系数随分数增高而增大。这时你最好能去医院检查一下，以便早发现、早治疗。

治疗肝病的五项原则

肝病的表现多种多样，治疗方法也多种多样，但需要指出的是：治疗肝病的原则是相同的，即以适当的休息、营养为主，药物治疗为辅。在治疗肝病时，一定要把握好这些原则。

原则一：戒烟、酒。酒精不但可直接损害肝脏，还会使病情加重，且能影响抗病毒药物的治疗效果。香烟中的尼古丁对人体有巨大的损害，因此在治疗肝病时，一定要戒烟、酒。

原则二：合理休息、合理营养。过度的休息和营养可能会导致营养过剩，引发脂肪肝和其他相关疾病。因此，为了自己的健康，一定要合理休息、合理营养。

原则三：警惕黄疸加深。肝炎患者一旦出现黄疸，就说明肝脏有明显炎症，甚至有可能肝细胞已经坏死。肝细胞坏死越明显，黄疸就会越深。因此当肝炎患者出现深度黄疸时，应警惕由于大片肝细胞坏死导致重型肝炎的可能性。

重型肝炎越早接受治疗，效果越好；中期治疗效果较差，治愈好转率仅为 50% 左右；到了晚期，则失去了抢救治疗的机会，其病死率高达 90% 左右。因此，当肝炎患者出现黄疸时应及时卧床休息，尽快到医院进行救治。

原则四：治疗肝病科学用药。治疗肝病要讲科学，不可听信非法小广告的宣传，应去正规医院接受治疗。在接受药物治疗时要听从医嘱，坚持按时服药。如果不按时服药会影响疗效，也会增加药物的不良反应；另外，抗病毒药物还容易引起耐药现象的发生。

原则五：树立战胜疾病的信心。不论是慢性乙型肝炎还是慢性丙型肝炎，治疗时间特别是抗病毒药物治疗的时间一般都比较长，因此，患者对这一点要做好思想准备。而对慢性乙型肝炎患者来说，半年的疗程是不够的，需要接受较长时间的治疗。对于疗效不佳或疗效出现较迟的患者，应树立信心，坚持用药，这样才能战胜病魔。

专家提示

在实际生活中，需要了解自己到底是乙型肝炎病毒携带者还是乙型肝炎患者，前者可划归正常人群，无须特殊治疗；后者才是真正的患者，必须进行治疗。

治疗甲型肝炎的方法

治疗甲型肝炎时，只需根据患者的病情给予适当的休息、营养和对症支持的疗法，防止继发感染及其他损害，即可迅速恢复健康。

早期最为重要的就是应严格卧床休息，症状有明显好转时可逐渐增加活动量，以不感到疲劳为原则，治疗至症状消失、隔离期满、肝功能正常时即可出院。经 1～3 个月休息，逐步恢复工作。

饮食以合乎患者口味、易消化的清淡食物为宜。应含多种维生素，有足够的热量及适量的蛋白质，脂肪不宜限制过严。

如进食少或有呕吐者，应住院治疗，补充足够的能量、营养素和电解质。热重者可用茵陈胃苓汤加减；湿热并重者用茵陈蒿汤和胃苓合方加减；肝气郁结者用逍遥散；脾虚湿困者用平胃散；黄疸深重者用赤芍。一般急性肝炎可完全治愈。

专家提示

在治疗过程中，一定要禁酒，防止过度劳累及避免使用损伤肝脏的药物，用药要掌握宜简不宜繁的原则。

治疗乙型肝炎的基本方案

我国约有 1.2 亿人携带乙型肝炎病毒，其中乙型肝炎患者大约有 3000 万，每年死于乙型肝炎终末期的患者就有 40 多万，因此合理治疗乙型肝炎就成了当务之急。下面介绍一下治疗乙型肝炎的基本方案。

1. 了解治疗乙型肝炎的目标

抑制病毒复制和清除病毒；减轻症状及炎症，改善肝功能；防止其进展为肝硬化和肝细胞癌；提高患者的生存率。

2. 治疗慢性乙型肝炎的方法

要治疗慢性乙型肝炎，可采取抗病毒药、免疫调节、抗纤维化、改善肝功能等方法。

3. 治疗乙型肝炎的常用抗病毒药物

（1）干扰素。干扰素是一种小分子蛋白，进入机体后，首先与相应的细胞结合，经过一系列的细胞生物学反应后，使机体建立一种抗病毒状态（诱导该细胞产生抗病毒蛋白）。

也就是说，干扰素是通过一系列复杂的过程间接地达到抗病毒的目的，并没有直接杀灭病毒的功效，清除病毒最终是靠机体的免疫机制来实现的。正因为如此，使用干扰素治疗并不是百分之百的有效，停药后仍可能出现病毒复制的反弹，不同个体免疫功能不同，即使同样的治疗方案也会有不一样的效果。

目前干扰素治疗慢性乙型肝炎的总有效率为40%～50%。显示疗效的指标包括肝功能恢复正常、HBV DNA 阴转、e 系统出现血清学转换（e 抗原转阴，e 抗体转阳）。使用干扰素疗效较好的人群有：ALT 增高明显（肝脏炎症明显）者；女性患者；HBV DNA 较低者；未用过抗病毒药物者；未合并肝硬化者；非母婴传播感染者。

干扰素有不同的种类和亚型，常用于抗病毒治疗的是 α－干扰素（α－IFN）。由于干扰素在体内几个小时后将衰减掉一半（半衰期），故要维持有效治疗，需要每天或隔日注射一次。一般用干扰素 300 万～500 万单位，隔日注射一次，疗程至少 6 个月。最近新出了一种干扰素，是经特殊处理后的干扰素，活性可延续至 1 周，称之为长效干扰素，因此只需每周注射 1 次，就能产生相当于普通干扰素每天肌肉注射的效果，并可提高疗效。

核苷（酸）类似物是近年来广泛用于治疗乙型肝炎的药物，但有一定的耐药性。

（2）拉米夫定。与干扰素不同，拉米夫定本身没有免疫调节作用，但拉米夫定有迅速抑制病毒的效应。对拉米夫定疗效预测的指标是转氨酶水平的高低。据报道，转氨酶正常、升高 1～2 倍、升高 2～5 倍及升高 5 倍以上者，HBeAg 血清转换率可分别达到 2％、9％、21％、47％。由于拉米夫定口服方便，不良反应较少，因此应用的范围较广泛。但随着治疗时间的延长，可能会出现病毒变异耐药的问题。耐药性的发生可导致 HBV DNA 消失后再度升高，使肝功能再度异常，进而给治疗带来新的困难。

（3）阿德福韦。它是第二个批准用于治疗慢性乙型肝炎的口服药物，抗病毒疗效与拉米夫定类似。耐药毒株出现较慢，约按 2％ 比例增加。尚未发现与拉米夫定交叉耐药现象，对拉米夫定治疗出现变异耐药的病例有效；长期服用产生的耐药突变率低，但对肾脏有潜在的毒性。

（4）恩替卡韦。主要优点与阿德福韦相同。其主要通过肾脏排出体外，肾功能不全可能会影响对该药物的清除。恩替卡韦的长期有效性与安全性尚待评估。

（5）替比夫定。它是 2006 年美国 FDA 批准的新型核苷类药物。临床试验表明，它具有比拉米夫定和阿德福韦更强的抗乙型肝炎病毒的作用。其清除主要通过肾脏代谢来完成。是安全性较好的药物。其 2 年累计的耐药率为 7.3％，远较拉米夫定低。

（6）苦参素。国内资料初步显示，其对慢性乙型肝炎的抗病毒治疗有一定效果。但是，由于临床应用时间不长，尚难对其抗病毒疗效及其安全性做出最终的评价。

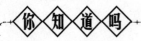

干扰素的使用有着严格的适应性和禁忌性，在使用过程中也可能出现种种不良反应，因此，应在医生的监测下使用。

你知道吗

乙型肝炎病毒携带者应该怎么办？

一般来讲，无症状、肝功能正常的乙型肝炎病毒携带者暂不需要特别的药物治疗。应每 3～6 个月检测肝功能、B 超、乙型肝炎病毒标志物等指标；待时机成熟时，及时进行抗病毒治疗。在日常生活中，乙型肝炎病毒携带者要养成良好的生活习惯，戒烟戒酒，忌高糖高脂食物，不滥服药，不过度劳累，适当运动；心理上不要有压力，要像正常人一样生活。

乙型肝炎"大三阳"的治疗方法

怎样治疗乙型肝炎大三阳呢？专家指出，治疗乙型肝炎大三阳前，先要分清携带者和急、慢性肝炎以及是否是初次感染。

（1）慢性携带者。这类患者暂时不用治疗，只需每半年或一年复查一次肝功能、做一次肝脾 B 超即可，因为此时体内的免疫处于耐受阶段，即病毒和人体的免疫系统处于一种相安无事、平衡的状态。如果患者有轻度的不适症状，可用中药阶段性调理。

携带者可能是终身的，也可能于某一时期在内外环境（如劳累、嗜酒、感冒、精神打击等）的刺激下转变为急、慢性肝炎阶段。

（2）急、慢性肝炎。在肝功能、B超不正常且有进展的情况下，不进行治疗会有逐渐往肝纤维化、肝硬化甚至肝癌方向发展的可能，也有自愈的可能。人体对病毒的免疫反应（也就是已经打破了免疫耐受，从携带者阶段进入到急、慢性肝炎阶段）导致了肝功能的反复波动，免疫反应激烈的可表现为急性肝炎，也有可能自愈；而多数人免疫反应时强时弱，就表现为慢性肝炎肝功能反复波动、B超逐渐进展，免疫系统不能发挥完全的免疫清除功能，导致肝脏细胞反复受损，有些人会逐渐往肝纤维化、肝硬化甚至肝癌方向发展，随着病毒的不断清除和肝细胞的不断受损，表现为这样一种现象：有些人在肝纤维化、肝硬化甚至肝癌阶段出现了病毒转阴，但在肝硬化甚至肝癌阶段肝损伤已经不可逆转，病情还会继续。因此，在肝功能、B超出现不正常的早期，非常有必要进行治疗。

在治疗过程中，一定要注意下面这些问题。

免疫反应和肝细胞保护之间的取舍是个难题，需要在治疗中权衡。但免疫反应有个限度，人体不会做消灭自己的事情。

瘢痕和修复之间是动态的，有些肝硬化的发生不可避免，但通过用药可以延缓进程，这也是治疗的意义。

在急、慢性肝炎阶段，专家不主张所谓的保肝降酶疗法，因为肝细胞不需要特殊保护，人体可以进行自我修复，有时为了清除病毒需要牺牲部分肝细胞，这好比个人利益要服从国家利益的意思一样，保肝降酶药使用不当会干扰中西药抗病毒的效果。当然，若用其他药无法达到预期效果时，保肝降酶药是能派上用场的。

（3）初次感染者。所谓初次感染是指三个月前或半年、一年前化验两对半是阴性，而近期化验出现阳性的病例，如肝功能、B超正常，可以按携带者来进行观察。需注意的是，感染乙型肝炎病毒的年龄和乙型肝炎的发病及慢性化有着密切的关系。

专家提示

慢性乙型肝炎患者应接受的事实是乙型肝炎的终身性。目前乙型肝炎治疗没有特效药，拉米夫定、阿德福韦、恩替卡韦、替比夫定等都不是，中药也不是，但这些药可以控制乙型肝炎的进展，尤其是中药更具有安全性，慢性乙型肝炎患者可以根据自己的经济能力选择中药、西药或中西医结合的方式进行治疗，并应把生活调节作为重要的一环来配合治疗，往往会有满意的效果。

不要忽视乙型肝炎疫苗接种

乙型肝炎是长期危害我国人民健康的重大疾病之一，乙型肝炎病毒感染是引起慢性肝炎、肝硬化和原发性肝癌的重要原因，为了有效地防止乙型肝炎的发生和流行，达到最终消灭疾病的目的，千万不要忽视乙型肝炎疫苗的接种。下面介绍一些乙型肝炎疫苗接种的知识。

（1）乙型肝炎疫苗的注射方式。基础免疫共 3 次，每次一针，以后假如再打加强针，则一针就可。重点应用人群有两部分，一部分是新生儿，一部分是成年人。如果新生儿的父母均没有乙型肝炎，该新生儿在出生后应尽快给予基因工程乙型肝炎疫苗 1 支肌肉注射，注射部位为上臂三角肌（儿童、成人都一样）；1 个月后，再打 1 支；6 个月后再打 1 支，一共 3 针，这种方案称为 0、1、6 方案。现在的新生儿都实行计划免疫，免费接种，新生儿一出生就接种乙型肝炎疫苗，基本可以确保将来不得乙型肝炎。对于幼儿来说，一般入托前还要再做乙型肝炎两对半检查，检测有无乙型肝炎表面抗体，如果没有抗体就要再打一次加强针。

（2）接种乙型肝炎疫苗时的注意事项。注射前必须将瓶内的疫苗摇匀，变成透明乳白色；接种前需询问过敏史和病史，过敏性体质和患有变态反应性疾病者慎用；接种时间：新生儿第一针必须在出生后 24 小时以内接种，越早越好，如出生后 48 小时以后注射，预防效果就会降低；接种者如有发热、严重感染或其他严重疾病，应暂缓接种。

（3）注意注射后的副作用。一般情况下，打了乙型肝炎疫苗后不会影响日常工作和生活，至今尚未见有关于注射后引起严重副作用的现象，只有少数人出现接种部位红肿、硬结、疼痛，手臂酸重或发热、恶心、呕吐、乏力、皮疹等与一般疫苗接种大致相仿的轻微反应，多在 1~3 天不治自愈。

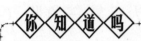

成人打疫苗前应先进行化验，一定要检查乙型肝炎病毒表面抗原、表面抗体和核心抗体，化验结果显示乙型肝炎这三系统均为阴性、转氨酶正常，即可进行乙型肝炎疫苗接种。

你知道吗

新生儿必须接种乙型肝炎疫苗

乙型肝炎疫苗是预防乙型肝炎的有效制剂，是阻断母婴间乙型肝炎病毒传播的最佳措施。我国乙型肝炎接种的关键人群是新生儿，这是因为幼婴的免疫功能尚未成熟，肝细胞的分化代谢处于幼稚阶段，一旦乙型肝炎病毒入侵，病毒的脱氧核糖核酸就能整合到肝细胞染色体基因中去。整合后的含乙型肝炎病毒的肝细胞，非但不受细胞和体液免疫的攻击，而且能继续增殖形成克隆，向肝癌方向分化。由此可见，预防母婴间乙型肝炎病毒的传播非常重要。经过多年的探索，当前国内外阻断母婴间乙型肝炎病毒传播的最佳措施是：乙型肝炎病毒高效价免疫球蛋白（HBIG）与乙型肝炎疫苗结合使用，因此新生儿必须接种乙型肝炎疫苗。

乙型肝炎患者用药应把握"适当"原则

调查研究发现，临床上有 20%～30%乙型肝炎患者病情加重与不合理用药有关。因此，要想早治好乙型肝炎，就要适当用药。

乙型肝炎患者合理用药的适当性原则主要体现在以下几个方面。

（1）适当的药物。根据疾病与患者机体条件，权衡多种利弊因素，选择同类可选药物中最为适当的药物，使药物的药理效应与药代动力学特点都能满足治疗的需要，并注意药物与机体之间的相互关系和药物之间的相互作用，使药物的药理作用能转变为治疗作用。例如早期肝硬化患者，肝功能处于代偿阶段，此时选择、使用抗病毒药物、抗肝纤维化药物，疗效最好。

（2）适当的剂量。用干扰素治疗乙型肝炎非常普遍，且十分讲究剂量的把握，一般认为中国人的合适剂量为500 万～600 万单位/次，隔日使用一次。如果剂量太小，难以奏效；如果剂量太大，药物毒副作用过强，患者身体难以承受。适当的给药剂量极为重要，必须强调因人而异的个体化给药原则。现在不少药物都按患者的体重给药，更加合理。

（3）适当的时间。要遵循具体药物的药代动力学和时辰药理学的原理，根据药物在体内作用的规律，设计给药时间和间隔，以保证血药浓度的均值上限不高于出现毒性的浓度水平，下限不低于有效浓度水平。例如，长效干扰素每周使用一次，可以确保一周内患者血液中的药物浓度基本保持在有效范围内，这样可以给患者减轻不少痛苦。

（4）适当的给药途径。必须综合考虑用药目的、药物性质、患者身体状况以及安全、经济、简便等因素。口服给药既便利又经济，而且患者受痛苦少；静脉滴注应当掌握好适应证，轻易不提倡采用。

（5）适当的疗程。按照治疗学原则，规定药物治疗的周期。乙型肝炎抗病毒治疗和抗肝纤维化治疗都是需要长期坚持不懈地进行的，例如试用拉米夫定和干扰素治疗乙型肝炎，疗程需要在 1 年以上，疗效明显时，不能擅自停药，必要时应延长治疗，以获得稳定持久的疗效。但是有些药物却不宜长期使用，应避免延长给药时间，减少蓄积中毒、病毒耐药性、药物依赖性等不良反应的出现。例如乙型肝炎患者一旦感冒发热，使用抗生素等一定要采取"短、平、快"的原则，做到病除药止。

（6）适当的治疗目标。目前根治乙型肝炎尚不现实，但是不少患者期望值甚高，他们抱着不惜一切代价，也要彻底治好乙型肝炎的愿望，辗转四方求医。患者往往希望药到病除，彻底根治疾病，或者不切实际地要求使用没有毒副作用的药物，这些都是不可取的。需要注意的是，药物治疗的目标需要在实施者和接受者之间达成共识。医患双方都应采取积极、客观和科学的态度，正视现状，确定双方都可以接受的、现实条件下可以达到的用药目的。目前能够达到的治疗目标应该是抑制病毒复制，维护好肝功能，减轻肝组织纤维化程度，延缓或控制病情向肝硬化、肝癌方向发展。

专家提示

乙型肝炎患者的病情反复无常，用药不断，不少患者已经因病致贫。因此乙型肝炎患者用药一定要精打细算，少花冤枉钱。

慢性丙型肝炎的治疗之本——抗病毒

我国传染病疫情信息显示，目前我国丙型肝炎发病率上升迅速，在新一代人群中，丙型肝炎的发病率已超过乙型肝炎。由于丙型肝炎病毒可在慢性丙型肝炎患者的肝脏内大量繁殖，导致肝脏的慢性炎症坏死，久而久之，这种肝脏的慢性破坏可导致瘢痕形成，也就是医学上所称的"肝纤维化"，再进一步则可发展为肝硬化甚至原发性肝癌。因此，丙型肝炎的治疗不容忽视。那怎样才能治疗丙型肝炎呢？

其实，慢性丙型肝炎的治疗之本就是抗击丙型肝炎病毒。

要想彻底清除人体内的丙型肝炎病毒，依目前的医学水平和医疗条件还无法达到。因此，丙型肝炎抗病毒的治疗是最大限度地抑制或压抑丙型肝炎病毒的繁殖，即使血液中的病毒转阴。这样也能延缓或减轻肝脏的受损程度，从而尽量避免其发展为肝硬化、肝衰竭或肝癌，同时还能改善生活质量。

丙型肝炎抗病毒治疗的发展经过了三个重要阶段。第一阶段是α－干扰素在临床上的应用；此后α－干扰素联合利巴韦林（过去称"病毒唑"）可以显著提高抗病毒的效果，因此，利巴韦林作为联合治疗用药成为丙型肝炎抗病毒治疗的第二个阶段；2003年聚乙二醇化干扰素联合利巴韦林的治疗方案，达到了目前丙型肝炎抗病毒治疗的最高疗效，是丙型肝炎抗病毒治疗的第三个发展阶段。如果治疗正确，可使3/4的丙型肝炎患者获得持续的抗病毒应答。

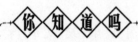

哪些丙型肝炎患者不需要进行抗病毒治疗？

研究表明，并不是所有的丙型肝炎患者都需要进行抗病毒治疗。经过化验证明，血液中的丙型肝炎病毒核糖核酸（HCV RNA）阳性的患者才需要进行抗病毒治疗。而那些单纯丙型肝炎病毒抗体（抗－HCV）呈阳性，但是HCV RNA呈阴性的患者，一般认为是既往发生的丙型肝炎病毒的感染，或处于病情的恢复期，或病程的稳定状态，一般不需要进行抗病毒治疗。

药物性肝病的治疗方法

目前，还不清楚药物性肝病的发病机制，因此，有效的治疗药物性肝病的方法亦不明确。目前临床上经常采用下面这几个方法来治疗药物性肝病。

（1）停用引起肝损伤的药物。停用引起肝损伤的药物后，大多数人的肝功能可逐渐恢复，而不需要进行特殊治疗。然而，令人感到遗憾的是，在更多的情况下，难以明确究竟是哪种或哪几种药物引起了肝损伤。即使引起肝损伤的药物可以明确，但该药物又非常重要且不能停用或换用，医生只能采取"妥协"的措施，将"肇事"药物减量使用，同时加用一些具有保护肝细胞作用的药物。

（2）促进有害药物的代谢和清除。对于已经明确引起肝损伤的药物，当此药的血药浓度很高时，可采用血液透析、腹膜透析、血浆置换、血浆灌流等方法将有害药物快速排出。

同时还可应用一些解毒剂，如非特异性解毒剂还原型谷胱甘肽（GSH）、N－乙酰半胱氨酸、甾体类激素、熊去氧胆酸（UDCA）、S－腺苷蛋氨酸、多烯磷脂酰胆碱等，治疗药物性肝病。

（3）应用肝细胞保护剂。在我国，保肝药大多为中成药，目前被广泛地应用于治疗药物性肝病。这些药物包括多烯磷脂酰胆碱、甘草甜素类、UDCA、水飞蓟素、门冬氨酸钾镁等。

专家提示

许多人认为中草药使用起来安全可靠，其实这种观点是错误的。我国历代的医书中都指出了中草药的毒副反应。如果有人长期或超量服用姜半夏、蒲黄、桑寄生、山慈姑等，可出现肝区不适、疼痛、肝功能异常等症状。

肝癌的治疗方法

肝癌的致死率在所有癌症中位居第三，病死率极高。当确定患者为肝癌后，应该采取什么样的治疗方法呢？

（1）外科手术治疗。外科手术治疗仍是目前治疗肝癌的首选方法。近年来由于肝癌的早期诊断、定位诊断、肿瘤生物学及肝癌外科若干概念的更新进步，使肝癌外科治疗效果有了明显的提高。其治疗方法主要包括以下几种。

①手术切除治疗：直径小于 3 厘米的小肝癌，没有明确的转移灶，其最佳治疗方法就是外科手术切除。

②不能切除的术中各种局部治疗：主要包括术中肝动脉门静脉化疗并结扎；置入式注药泵输注化疗；术中置入式微波辐射治疗；术中冷冻治疗；术中电化学治疗；三苯氧胺加肝脏灌注化疗；肝癌的序贯治疗。

（2）放射治疗。近年来随着放射物理学和放射生理学的研究与发展，放疗设备也有了发展，采用钴 60γ 射线或电子直线加速器的 X 线、高能射线等，对肝癌的照射方法和范围也有了改进，由原来的全肝照射—局部照射—全肝移动放照射—手术定位局部照射和超分割照射等，使肝癌放疗效果有了明显的提高，副作用则降到最低水平。放射治疗主要包括体外放射治疗和体内放射治疗。

（3）化学药物治疗。95％的肝癌患者在诊断时已失去了手术的机会，这使得多数的肝癌患者只能依赖于化学药物的治疗。以往，人们对肝癌的化疗评价并不高，尤其是全身给药疗效甚微，近年来由于化疗的给药途径变成了行肝动脉化疗并栓塞，使肝癌的化疗效果有了明显的提高。目前认为插管化疗优于全身联合化疗，联合化疗优于单药化疗。肝动脉插管化疗被认为是不宜进行手术治疗的肝癌患者的最好疗法。

（4）介入放射学治疗。经皮腔超选择性肝动脉灌注化疗和栓塞的介入放射学技术在肝癌的治疗中发挥着至关重要的作用。无论是早期局限性肝癌或是中晚期肝癌的治疗，此介入放射学技术都是必不可少的决定性的治疗方法。

（5）免疫治疗。国内曾先后试用过卡介苗、小棒状杆菌、左旋咪唑、瘤苗、胚胎细胞、胸腺素、转移因子、免疫核糖核酸等，但均未获明显疗效。近年来应用较多的有干扰素、白细胞介素-Ⅱ、淋巴因子激活的杀伤细胞等，单用或联合其他疗法可不同程度地提高肝癌的治疗效果。

（6）无水酒精注射治疗。近年来，关于在B超引导下无水酒精注射治疗肝癌的临床报道很多。此种疗法在缩小病灶、控制和延缓肿瘤生长方面有着较明显的效果，由于采用此疗法不需特殊条件，操作方法简便，并发症少，患者痛苦小，费用低，所以临床使用非常普遍。

（7）激光动力学治疗。超声引导下进行肝癌局部激光照射并同时注入化疗药物，在治疗肝癌方面取得了较好的效果。

（8）超声引导下微波凝固治疗。此种疗法适用于小肝癌。

（9）导向治疗。导向治疗是利用一种对肝癌有特殊亲和力的抗体或化合物做"载体"，或通过物理作用导向（如磁），或通过肿瘤血管特异性导向（如碘油），再与有杀伤肿瘤作用的"弹头"（放射性核素、化疗药物、毒蛋白、BRM等）制成交联物，以达到较多杀伤肿瘤而较少损害正常组织的目的。

专家提示

目前医学界的最新观点认为，原发性肝癌是一种慢性疾病，有许多治疗的方法。原发性肝癌患者在日常生活中应注意保持一种较为平静的心态，注意避免情绪的过分波动，积极配合医生进行治疗。

清除脂肪肝的方法

调查发现，我国脂肪肝患者的数量越来越多。在肥胖人群和糖尿病患者中，约50％的患者会有不同程度的脂肪肝。慢性脂肪肝如不及时进行治疗，部分可发展为肝纤维化和肝硬化，严重影响人们的健康。怎样才能控制脂肪肝，让自己保持健康呢？

（1）去除脂肪肝病因。去除病因是清除脂肪的关键。因长期酗酒、酒精中毒所致的酒精性脂肪肝患者应戒酒；肥胖性脂肪肝患者应有效地控制体重；糖尿病性脂肪肝患者应积极地治疗糖尿病；营养失调性脂肪肝患者应平衡膳食，不可使某些营养物质摄入过度，也应避免某些营养物质缺乏；药物或毒物所致的脂肪肝患者，应慎用或不用皮质激素、四环素等药物，同时应避免接触黄磷、四氯化碳等毒物。只有在积极、有效和长期去除脂肪肝病因治疗的前提下，才能使脂肪肝出现根本的转机，甚至恢复正常。

（2）选用适合自己的去脂药物。近几年来，医学界发明了很多新的去脂药物，疗效都非常显著，现分别介绍如下：

非诺贝特：该药被认为是最优秀的第三代苯氧芳酸类制剂，适用于糖尿病伴高脂血症、脂肪肝患者。

多烯磷脂酰胆碱：可使脂肪细胞退化，使脂肪细胞减少50％以上，并能改善肝内循环及微循环，是治疗脂肪肝的有效药物之一。

必降脂：这种药物适用于高脂血症。肝胆疾病患者、严重肾功能障碍患者禁用。

中成药治疗脂肪肝的效果也不错，常用的有以下几种：

银杏叶片：银杏叶片有降低胆固醇、甘油三酯，升高高密度脂蛋白，改善血流动力学中某些指标等作用，故适用于治疗高脂血症。

康灵合剂：由黄芪、荷叶、山楂、首乌、延胡素组成。适用于肥胖性脂肪肝。

降脂片：何首乌、黄精、桑寄生各等份，研细末，蜜炼为丸。

（3）脂肪肝患者注意自我保健。预防和治疗脂肪肝的最佳方法是运动疗法，可以选择医疗体操、步行、跑步、自行车、游泳等体育项目，要以耐力性锻炼为主。加强运动可促使脂肪分解，在减肥的同时增强体质。此外，脂肪肝患者还应注意饮食，调整自己的饮食结构，使饮食结构科学合理，摄入体内的营养均衡。

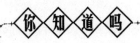

蔬菜中的大蒜、芹菜、紫菜、香菇、海带等有去胀作用，在日常生活中，脂肪肝患者可增加这类食物的食入量。

你知道吗

脂肪肝患者要多运动

运动可激活骨骼肌和脂肪组织中的脂蛋白、脂肪酶，使低密度脂蛋白与高密度脂蛋白相互平衡转移；运动还可使血清中的甘油三酯和游离脂肪酸水平降低，促进胆固醇的分解；运动还可增加葡萄糖的耐量，使人体保持稳定的健康体重；运动还可消耗体内过多的热能。因此，脂肪肝患者应该多运动。

肝炎患者应禁用的药物

肝脏是人体解毒和排泄的重要器官，当肝脏出现病变时，解毒、排泄功能会减退。药物进入人体，都要经过肝脏加工处理后才能发挥作用，因此，药物和肝脏的关系非常密切。由于药物的成分多种多样，许多药物对肝脏有直接或间接的毒性损害，因此，我们非常有必要了解哪些药物需经肝脏解毒；哪些药物毒性较大，不能服用。目前常用的药物中能引起肝损害的有以下几类，肝炎患者应禁用这些药物。

（1）金属类药物。如锑、汞、砷等。

（2）麻醉镇静药。如乙醚、氯仿、吗啡、冬眠灵、巴比妥类安眠药，以及苯妥英钠等抗癫痫药。

（3）解热镇痛药。如保太松、复方阿斯匹林、扑热息痛及消炎痛等。

（4）抗菌药物。如磺胺类、呋喃类、四环素、氯霉素、红霉素、氨苄青霉素、先锋霉素等。

（5）抗结核药。如异烟肼、对氨基水杨酸钠、利福平等。

（6）其他。如驱虫药、抗癌药、利尿药（如双氢克尿塞、利尿酸）等。

专家提示

肝炎患者为了保护肝脏，减轻肝脏负担，应尽量少用药物，可用可不用的药尽量不用。必须应用时，以选择毒性较低的为宜。

不要陷入肝病治疗的误区

肝病患者在治病期间，往往由于对自身病情认识不够或听取一些不准确的传言，而导致病情加重，部分患者甚至会发展为肝硬化或原发性肝癌。在临床治疗中，肝病患者会陷入哪些治疗误区呢？

误区一：不重视抗病毒治疗

一些乙型肝炎病毒携带者认为自己终身不会发病，这种错误的认识促使一些本应接受治疗的慢性肝病患者认为抗病毒治疗无关紧要，只要在肝功能出现反常时服用一些降酶药物就可以了。他们不愿就医，也不配合医生的系统治疗，更有甚者放弃定期的肝功能和病毒学指标的检测，直到病情危急时才想到就医，但这时往往已发展到了重型肝病或肝硬化晚期，治疗效果往往不会很理想。

误区二：肝功能正常的人随便用药

一些肝功能正常的人为了清除乙型肝炎病毒而自行购药治疗，尽管在治疗的初期可以达到 HBV DNA 转阴的结果，但停药后仍会再次升高，结果导致病毒发生耐药性，甚至在患者真正需要抗病毒治疗时，已无法选择有效的治疗药物。因此，患者自行购药治疗是十分错误和危险的，应在医生的指导下用药。

误区三：肝硬化病毒治疗已晚

一些发展为肝硬化的肝病患者，有时甚至会出现腹水、消化道出血、肝性脑病等肝功能失代偿的现象。于是他们便错误地认为，抗病毒治疗已无济于事，因此就对治疗失去了信心。事实上，近几年来，抗病毒治疗的临床研究在国内外均有开展，其中最为权威的研究结果表明，抗病毒治疗可以阻止肝硬化患者的肝病进展，减少发生肝癌的风险。还有一些准备接受肝移植的失代偿期肝硬化患者，在手术前接受了拉米夫定的治疗后，多数患者肝功能明显好转，甚至达到了暂缓手术的效果。

误区四：盲目联合用药

为了清除肝病病毒，一些患者盲目联合服用多种抗肝病病毒的药物。实际上，一些药物的作用机制是相同的。还有一些药物，虽然它们的作用机制不同，但经过近些年的临床研究，并没有看到联合用药比单一用药效果更好。因此近年来多数专家认为，肝病的抗病毒治疗药物不应盲目、单一应用，而应采取一种抗病毒药物使用一段时间后再换另一种药物的序贯治疗方法。

误区五：心理上过度害怕

一些 HBV DNA 滴度很高的患者，肝功能长时间异常，因此不敢使用抗病毒药物进行治疗，过度害怕病毒发生变异。但事实上，病毒变异是很正常的事。对于肝病病毒来说，若长时间使用一种抗病毒药物，病毒就会发生变异，并对这种药物产生耐药。一旦病毒对某种药物耐药后，就应选用其他药物继续进行治疗，使病毒持续受到抑制，阻止肝纤维化的进展，为进一步的治疗或等待更有效的药物争取时间。

专家提示

许多肝病患者喜欢道听途说，当听到有人有"祖传秘方"或"治肝病特效药"时往往如获至宝，花很多钱去买，最终使自己的身体和钱财都受到了损害，因此，治疗肝病一定要到正规医院。

肝硬化的治疗

肝硬化是由不同病因引起的肝细胞广泛变性、坏死、纤维组织弥漫性增生，肝细胞再生结节和假小叶形成的一种慢性肝病。失代偿后主要表现为肝功能减退、门脉高压等多种并发症。如果肝硬化得不到及时的治疗，会有转发为肝癌的危险。那么，怎样治疗肝硬化呢？

肝硬化的一般治疗：患者处于代偿期可以参加一些轻微活动，但是应该避免疲劳；失代偿期以卧床休息为主，可进行适当的活动。

营养疗法对于肝硬化，特别是营养不良的患者降低病残率及死亡率有很大的作用。没有并发症的患者，以高热量、高蛋白质、富含维生素及易消化的食物为宜。

有肝性脑病先兆时，应限制或禁食蛋白质。有腹水者应该限制盐或无盐饮食，严禁饮酒。

食管静脉曲张者，应该禁食坚硬及粗糙食物。对于食欲缺乏、恶心、呕吐、进食量少的患者，宜给予静脉高渗葡萄糖并加入维生素 C、胰岛素、氯化钾。病情较重者应该给予白蛋白、复方氨基酸或鲜血，同时应注意保持水、电解质、酸碱平衡。

专家提示

肝硬化患者在治疗过程中一定要与医生密切配合，严格遵照医嘱进行治疗和日常的生活护理。

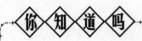

肝硬化常会发生哪些并发症？

肝硬化常会并发下面这几种疾病：

（1）上消化道出血。为本病最常见的并发症。

（2）脾功能亢进。表现为血小板、白细胞明显减少。

（3）腹水。由于白蛋白减少导致腹水形成，常会并发双下肢浮肿。

（4）肝性脑病。是肝硬化最常见的死亡原因。

（5）肝癌。肝硬化是肝癌产生的土壤。

药物性肝损伤患者的营养疗法

药物性肝炎是指由于药物或其他代谢产物引起的肝脏损害。一旦发现自己得了药物性肝炎，应马上停用相关或可疑的药物。具体应这样做：卧床休息，吃含有高蛋白、丰富维生素 B、维生素 C 的饮食，以保证足够的能量供应；黄疸较深的药物性肝损伤患者，应静滴葡萄糖、维生素 C，维持电解质平衡。

药物性肝病是由药物的毒副作用所引起的，所以采用营养疗法的目的是修复受损的肝细胞，恢复肝功能，减缓并发症的发生。

药物性肝损伤患者应遵循各种营养素供给的原则：

（1）能量：30～35千卡/千克标准体重。

（2）蛋白质：1.0～1.2克/千克标准体重。

（3）脂肪：0.8～1.0克/千克标准体重。

（4）碳水化合物：300～400克/日。

（5）维生素和矿物质：膳食中应供给丰富充足的维生素和矿物质，必要时可补充维生素制剂。

药物性肝损伤患者要慎重考虑药物的选择和剂量，用药期间还应密切观察药物的各种不良反应，定期检查血常规和肝功能等。这样做才不会加重自己的病情。

专家提示

采用营养疗法来治疗肝病，要先学会计算标准体重。标准体重的计算公式为：标准体重（千克）＝身高（厘米）－105。

脂肪肝患者的营养治疗方案

现在，许多医生都建议脂肪肝患者采用营养疗法来进行治疗。那么脂肪肝的营养疗法是怎样的呢？

脂肪肝营养疗法的目的是通过对总热量及脂肪、碳水化合物等营养素的摄入量来调节与控制人体内的脂肪，以避免过多的脂肪沉积在肝脏中，进而阻止脂肪肝的发展和恶化。

了解了脂肪肝营养疗法的目的，我们还应该掌握各种营养素供给的原则。其原则如下：

(1) 能量：对正常体重者为 1600～1900 千卡/日，超重者每日每千克体重供给 17～25 千卡。

(2) 蛋白质：100～120 克/日。

(3) 脂肪：40～50 克/日。

(4) 碳水化合物：250 克/日。

(5) 维生素 C：60 毫克/日。

(6) 维生素 E：10 毫克/日，膳食中应供给丰富的各种维生素。

(7) 限制食盐：每天不超过 6 克。

(8) 适量饮水：以促进机体代谢，同时促进代谢废物的排出。

脂肪肝患者可多吃下面这几种食物：燕麦片、鲜玉米、海带、芹菜、木耳、香菇、苹果、梨、大枣、豆腐、豆浆、酸奶及各种蔬菜。

那些富含甲硫氨基酸的食物如小米、莜麦、芝麻、油菜、菠菜、菜花等，脂肪肝患者也应多吃。因为这类食物可促进人体内磷脂的合成，协助肝细胞内脂肪进行转变。

脂肪肝患者不宜多食辛辣刺激的食品，少食肉汤、鸡汤、鱼汤等含氮浸出物高的食品。严禁饮酒。主食做到粗细搭配，多用蔬菜、水果和藻类，以保证摄入足量的膳食纤维。

专家提示

目前脂肪肝的治疗仍以去除病因为主，减重、饮食治疗并辅以药物治疗，可有效地控制病情的进一步发展，并可使脂肪肝发生逆转。

第4章

健康生活　远离肝病

　　肝病的发生、发展与日常的生活习惯有着密切的联系，良好的生活习惯对于肝病的预防与治疗都有着重要的作用。

健康测试

你的生活方式健康吗

在日常生活中，由于一些不良的生活习惯或自己的疏忽大意，很可能让肝脏成为最大的受害者。因此，无论是健康人还是肝病患者，在日常生活中都要注意养成健康的生活方式，来养肝、护肝。

你的生活方式健康吗？不妨做做下面的测试来检测一下吧。根据自己的实际情况选择答案。

1. 你是怎样准备早上上班所需要的东西的？

    A. 前一天晚上——准备好（3分）

    B. 家中所放的东西井井有条，随时即可拿取（1分）

    C. 每天早上要花很长时间找（5分）

2. 如果你打算明天早点起床，你会怎样做？

    A. 预先定好闹钟（3分）

    B. 请家人喊自己（1分）

    C. 自己相信到时能醒来（5分）

3. 早上醒来后你会怎样做？

    A. 从容起床，做些轻微锻炼，再着手做事（3分）

    B. 立刻跳下床开始工作（1分）

    C. 估计时间还来得及，在被窝里再舒服会儿（5分）

4. 你是怎样安排你的早餐的？

    A. 有稀有干，细嚼慢咽（3分）

B. 不管冷热干稀，吃几口就走（1分）

C. 因时间来不及，下顿再补（5分）

5. 你是怎样掌握你动身上班的时间的？

A. 提前一点时间到达（3分）

B. 不快不慢，准时到达（1分）

C. 非常慌张，有时迟到（5分）

6. 不管自己的工作多重、任务多忙，你都会和同事们开开玩笑、说说笑话，是这样的吗？

A. 有时这样（3分）

B. 每天这样（1分）

C. 很少这样（5分）

7. 如果和朋友、同事对某一问题的认识发生了分歧，你会怎样做呢？

A. 坚持己见，一直争论不休（5分）

B. 认为没必要争论而保持沉默（3分）

C. 表明自己的观点后就不再争论（1分）

8. 你的业余时间和节假日是怎样度过的？

A. 事先无打算，凭即兴想法度过（5分）

B. 事先有安排（1分）

C. A、B 兼有（3分）

9. 你每晚就寝的时间是怎样安排的？

A. 凭自己的兴趣（5分）

B. 把事情做完之后（3分）

C. 大体在同一时间（1分）

10. 你对文体活动的态度是怎样的？

    A. 不感兴趣（5分）

    B. 只以一个旁观者的身份参加（3分）

    C. 只要有可能，从不放过（1分）

11. 如果你的身体出现不适，你会怎么办呢？

    A. 不当一回事，等坚持不住了再去看医生（5分）

    B. 自己随便找些药服用（3分）

    C. 马上去看医生，了解病情并及时进行治疗（1分）

12. 接待来访客人、会见朋友对你来说意味着什么呢？

    A. 增加了不快和烦恼（5分）

    B. 浪费时间（3分）

    C. 增进了解，活跃生活（1分）

测试结果

如果你得了12～22分，说明你的生活方式非常健康。你将自己的生活安排得非常科学、合理，这对你从事的工作、学习都会产生积极的影响。而且健康的生活方式也会让你拥有健康的体魄，不断获得充沛的精力。

如果你得了23～46分，说明你的生活方式接近健康。你初步掌握了安排生活的艺术，一般情况下你还能生活自如，但在生活紧张、情绪不佳时会出现手忙脚乱的情况，而且会使自己的身体受到损害。要想使自己的精力更好，你还应对自己的生活方式做些调整。

如果你得了 47～60 分，说明你的生活方式不健康。可能你还没有意识到自己的生活方式不健康，自认为生活得不错。事实上，这种生活方式已使你的身心健康受到了损害，对此毫无察觉是因为你占有年龄的优势。你应尽早纠正不良的生活习惯，以使自己有个幸福的晚年。

肝病患者日常护肝小招数

在日常生活中，肝炎患者除了定期进行追踪检查、配合医师进行必要的治疗外，还需注意护肝的细节，这也是维护自身健康、减轻肝病的良方。

肝病患者在日常生活中可采取下面这些护肝小招数。

（1）摄取均衡营养。合理的饮食营养对肝病的康复十分重要。可根据患者本人的具体情况和饮食习惯调整膳食。饮食以新鲜天然、均衡最重要，避免摄取不新鲜、发霉、油炸、腌熏、腌渍、罐头等加工食物。除此之外，还要拒绝酒精，酒精对肝脏的危害在上文中已介绍过，在此不再赘述。

（2）注意穿着。肝病患者易出现皮肤瘙痒的现象，因此，患者的衣着以选择棉质衣物为宜，棉质衣服可减少衣物与皮肤摩擦所产生的瘙痒感。若肝硬化合并严重腹水的患者，则应准备比平时大上 1～2 号尺寸的衣服较为适宜。

（3）劳逸结合。充分的休息与睡眠是肝病患者的基本保健之道，只要平常觉得精神饱满，或是活动后不觉得累，就达到了充分休息的状态。如果始终有睡不醒的感觉或入睡困难等情形，则应该与医师讨论，并做适当的处理。

（4）学会仔细观察大小便。在日常生活中，肝病患者应留意小便的颜色，若呈浓茶状，表示可能有肝功能失常或有胆管的问题，应向医师求教。而肝硬化患者若大便在体内囤积太久，会产生较多的"氨"，易引起肝性脑病。此外，应随时观察大便颜色，若大便颜色呈黑色或柏油状，应怀疑是否有出血迹象，要尽快就医诊治。

（5）保持好心情。良好的心情是疾病康复的保障，有些人得了肝病后，心事重重、郁郁寡欢，思想负担很重，这对疾病的康复并无帮助。美好的心情比良药更能解除生理上的疲惫和痛楚，因此，得了肝病后，首先要调节好自己的心情，保持健康乐观的精神，以及与疾病作斗争的坚强意志和信心，这是战胜肝病的重要心理因素。

专家提示

肝病患者心态要平和，遇事要豁达、不紧张、不轻易发怒，从容面对发生的事情，培养良好的心态和为人处世的习惯。

肝炎患者的自我疗养法

对肝炎这种慢性疾病来说，在日常生活中要做到"三分治，七分养"。那么，在日常生活中，肝炎患者应该怎样进行自我疗法呢？

（1）增强自己的信心。肝炎患者应树立战胜疾病的信心，保持乐观的情绪，正确对待疾病，保持心理平衡，这样才有利于疾病的恢复。

（2）重视卫生问题。这里所说的卫生问题，包括食品卫生和个人卫生。在日常生活中，我们应该注意食品卫生及个人卫生，防止重叠感染；因为甲型、乙型、丙型、丁型、戊型肝炎之间均无交叉免疫力，可以发生重叠感染。所以无论患了哪种类型的肝炎，都应注意个人卫生，以防止交叉感染。

（3）注意预防其他疾病的感染。慢性肝炎患者往往机体免疫力低下，在病中或病后极易被各种致病因子感染，如感冒、肺炎、泌尿系统感染、皮肤感染等，这样对已恢复的病情不利。

（4）定期检查肝功能。肝炎患者要定期检查自己的肝功能。如果肝炎患者再次出现乏力、食欲减退、尿黄等情况时必须及时检查。就算患者精神有了好转，食欲也好，也并不意味着肝功能完全正常了。不少急性肝炎患者虽然急性期症状消失了，但肝功能并没有完全正常。如不坚持治疗，就有可能使病程迁延，甚至会导致慢性肝炎。还有不少慢性肝炎患者在症状不明显时，不做定期的复查，却不知病情仍在慢慢进展，直到发展为肝硬化甚至出现腹水时才来医院就医，这时已经晚了。因此我们要定期复查肝功能，为治疗提供一定的证据。

专家提示

肝炎患者不要随意用药，有病乱用药会增加肝脏负担，应尽可能少用药，特别是对肝脏有害的药物，以达到保护肝脏的目的。

乙型肝炎患者宜生活自律

在日常生活中，为了不使自己的病情复发或进一步恶化，乙型肝炎患者宜过自律的生活。所谓自律，就是有一些"自己要遵守的纪律"，下面介绍一下在日常生活中乙型肝炎患者应该注意的事项。

（1）心理宜自律。乙型肝炎患者要面对现实，不可一味逃避"体内有病毒"的事实；要不悲观、不自卑，相信科学，不可一蹶不振，或"破罐破摔"，当然，抱着无所谓的态度也不好。

（2）饮食自律。乙型肝炎患者不宜吃太多，特别是过多食用肉和糖类。肉类中过多的蛋白质和糖类食物会转化为脂肪储藏在人体各部位，其中肝脏也是储藏的重点部位，长期下去，身体会越来越肥胖，势必会形成脂肪肝，加重肝脏负担，促使乙型肝炎恶化。

（3）饮酒自律。乙型肝炎患者饮酒宜自律。日常生活中各类含酒精饮料的主要成分是乙醇，乙醇在肝脏内可以转化为乙醛，而乙醛对肝脏有直接的损害作用，使肝细胞发生变性和坏死。因此，乙型肝炎患者饮酒会使肝脏雪上加霜，加重病情。

（4）休息自律。乙型肝炎患者如果劳累过度会消耗大量营养和氧气，大幅度减少肝脏能量的供应，削弱肝脏的抗病力，就会使乙型肝炎病毒迅速扩散，破坏肝脏功能，直至使肝脏发生不可逆转的病变。因此，乙型肝炎患者要劳逸结合，适当运动，适当休息，掌握好"度"，活动以不感到疲乏、恶心、腰痛为准，生活要有规律，起居要有常，不要轻易打破良好的生活规律；病情波动期，最好卧床休息，静养康复。

（5）药物自律。肝脏是人体重要的代谢器官，所有药物都要在肝脏内分解、转化、解毒、代谢，因此乱用药物势必会加重肝脏的代谢负担。而且，各种药物（中西药物）成分错综复杂，药物之间的化学及拮抗作用也可能加重肝脏受损程度。

专家提示

乙型肝炎患者献血时也要自律，这样可以减少他人感染乙型肝炎的机会。乙型肝炎患者还需定期复查肝功能和"二对半"，对自己的疾病做到心中有数。这也算是一种自律。

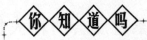

乙型肝炎患者性生活也要自律

过度纵欲不仅会使血液循环加快，呼吸急促，肌肉紧张，引起大脑皮层长期处于兴奋状态，而且还会耗伤元气，损害肝肾，产生诸如疲倦、腰酸腿软、食欲不振、头晕、耳鸣等症状，由此可见，对乙型肝炎患者而言，恣情纵欲也是加重病情的原因之一，因此乙型肝炎患者宜做到情欲自律。慢性肝炎病情不稳定时，一定要禁房事；处于病毒携带状态或病情稳定期的患者，也应该主动控制性生活的频率。一般说来，青年人每周一次，中年人两周一次，中年后期每月一次较为合适。如果房事过后，出现疲乏、腰酸、头晕等症状，应及时停止性生活。

脂肪肝患者日常生活注意事项

脂肪肝的发生、发展，与不良的生活方式、不良的饮食习惯有着密切的关系。那么，在日常生活中，脂肪肝患者应该注意哪些事情呢？

（1）吃荤食后不宜马上饮茶。有人吃完肉、蛋、鱼等高蛋白、高脂肪的荤食后，为了去油腻，习惯马上喝茶，有些人还喜欢喝浓茶。其实，这种做法不符合科学道理。茶叶中含有大量鞣酸，能与蛋白质合成具有吸敛性的靶酸蛋白质，使肠胃蠕动减慢，易造成便秘，并且增强了有毒物质和致癌物质对肝脏的毒害作用，加重了脂肪肝。

（2）生活起居有度。对脂肪肝患者而言，综合治疗是最佳方案。在综合疗法中，积极发挥患者的主观能动性，合理安排工作与休息，有规律地生活是保证康复的首要前提。众所周知，脂肪肝患者免疫功能偏低，而调整免疫功能须从多方面着手，患者也要发挥主观能动性，积极配合治疗。如果患者起居正常，吃饭、睡眠、学习、休息、工作和活动都有一定规律，按部就班，养成习惯，适当进行户外活动，如轻微的劳动、散散步、练练太极拳等，同时保持精神乐观、情绪稳定，则有助于增加食欲、增强体质、提高身体的免疫功能，促进机体新陈代谢的正常进行，这样对脂肪肝的恢复就会起到很大的推动作用。

（3）保证充足的睡眠。研究发现，大多数脂肪肝患者往往伴有失眠、情绪不稳定、倦怠、乏力等症状，因此，对脂肪肝尤其是重度脂肪肝的治疗，应着重强调睡眠的重要性。合理、适当的休息能减少体力的消耗，而且能减少活动后的糖原分解、蛋白质分解及乳酸的产生，减轻肝脏的生理负担。因为卧床休息可以增加肝脏的血流量，使肝脏得到更多的血液、氧气及营养的供给，促进肝细胞的康复。

需要指出的是，要想保证充足的睡眠，应注意下面这些事项：晚上睡前不要喝浓茶、咖啡或刺激性饮料。晚饭宜清淡，不宜过饱。入睡前可用温热水泡泡脚，做几节保健按摩操，这样都有利于入睡，以保证睡眠充足。睡眠姿势一般以右侧卧位为佳，可使心脏不受压迫，促进胃肠蠕动排空，加上全身肌肉放松，可使睡眠安稳、舒适、自然。

（4）保持大便通畅。肝脏是人体内重要的解毒器官，人体内代谢产生的毒性物质如氨、胆红素、某些激素以及服用的某些药物、酒精等都要经过肝脏处理后，变成无毒或微毒、易于溶解的物质，并最终从尿或大便中排出体外。同时，一切在胃肠道内消化吸收的物质，都要经过门静脉运送至肝脏进行加工。很多食物和药品，在肠内腐败、发酵，常会产生有毒的物质。当肝脏有病时，解毒能力也会相应地下降。如果患者伴有便秘，会使肠道内细菌繁殖增加，产生大量毒性物质，迫使肝脏负担加重，以致延缓肝脏功能的恢复。

因此，脂肪肝患者必须保持大便通畅，防止习惯性便秘，以利毒性物质从体内排出，减轻肝脏的负担。要保持大便通畅，就应尽量多吃含纤维素较多的食物，吃洗净的水果、蔬菜，同时还应补充充足的水分。

（5）利用可对肝病治疗有益的颜色。研究表明，粉红色的灯光可使肝性发怒的患者镇静；粉红色的小屋可减少镇静剂用量，并协助狂躁和有肝性脑病先兆的患者平静下来；白色、浅蓝色的病房有利于减轻肝病患者的心理紧张和对疾病的恐惧感。户外的绿色树荫、嫩绿草坪、风平浪静的湖水及幽雅的绿色环境，都能促进肝病患者康复。正在进行自我疗养的肝病患者可有目的地选择有利于自己的色彩和环境。脂肪肝患者可常到户外走一走，欣赏一下大自然秀美的风光，这样既可愉悦自己的心情，又有助于病情的治疗。

（6）注意保护眼睛。肝病患者在进行自我疗养时，首先要保护好眼睛。生活中看书劳作超过 1 小时者，应视远景 5～10 分钟作为休息；搞研究或绘画、雕刻、使用电脑的人员劳作超过 2 小时，应闭目养神 10 分钟作为休息；埋头伏案，眼睛疲劳时看一看绿色的草坪或树木，或者极目远眺，也会解除劳累。实际上，眼睛的疲劳和脑力上的疲劳与身体上的疲劳一样，均能影响肝病的康复进程。

（7）戒烟。人人都知道吸烟有害健康，但仍有许多人吸烟。如果脂肪肝患者吸烟，这就会加大肝脏的负担。因为作为人体解毒器官的肝脏在得了脂肪肝后，其解毒能力已下降，而大量的尼古丁在体内蓄积又加重了对肝脏的损害，肝脏要想充分发挥其解毒功能，就显得心有余而力不足了。

（8）营养要全面。脂肪肝患者本来肝脏功能就差，若再缺乏营养，则脂肪肝很难根除。因此，应摄入全面、均衡的营养。

（9）适当补充维生素。肝脏同维生素的代谢有一定的关系。很多维生素是通过肝脏的代谢才转化成对人体有用的物质的。因此，一旦肝脏染病，功能下降，维生素的代谢当然也会下降。肝脏出现障碍后，即使吃很多的维生素剂，它们也因为无法被代谢而不能转化成对人体有用的成分，这样发展的结果就是维生素缺乏症，所以维生素缺乏症有时也是表明肝脏障碍的指标。这样说来，难道肝脏有障碍的人不管吃多少蔬菜和水果，努力摄入维生素也都是没用的吗？当然并非如此。因为即使肝功能下降，维生素也并不是完全不会被代谢了，所以只要摄取比平时更多的维生素，还是可以补充体内维生素的不足的。

专家提示

脂肪肝患者不宜久卧，久卧会使新陈代谢下降，营养吸收出现障碍，气血不畅，筋脉不舒。所谓"久卧伤气"，就是这个道理。

初春时节的养肝计划

我国传统中医认为，初春时节是肝脏功能较为活跃的时期，此时养肝对维护肝脏健康很有必要。

那么，初春时节，应该怎样养肝、护肝呢？

（1）多喝水。初春时寒冷干燥，易缺水，因此应多喝水。多喝水还可补充体液，增强血液循环，促进新陈代谢，同时还可促进腺体，尤其是消化腺和胰液、胆汁的分泌，以利消化、吸收和废物的排除，减少代谢产物和毒素对肝脏的损害。

（2）饮食均衡。暴饮暴食或经常挨饿的饮食习惯往往会引起消化液分泌异常，导致肝脏功能失调。因此，春季饮食要保持均衡，食物中的蛋白质、碳水化合物、脂肪、维生素和矿物质等要保持相应的比例；同时还要保持五味不偏；尽量少吃辛辣食品，多吃新鲜蔬菜、水果等。

（3）乐观地对待生活。乐观使人健康。由于肝喜疏恶郁，故生气发怒易导致肝脏气血瘀滞不畅而成疾。要想肝脏强健，首先要学会制怒，即使生气也不要超过 3 分钟，要尽力做到心平气和、乐观开朗、无忧无虑，从而使肝火熄灭，肝气正常生发、顺调。如果违反这一自然规律，就会伤及肝气，久之，就易导致肝病。

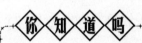

初春时节，肝病患者宜穿宽松的衣服，披散头发，这样形体才得以舒展，气血才不致瘀积，才可使肝气血顺畅，达到强身健体的效果。

你知道吗

春季要加强对肝病病情的监测

春季是肝病高发，也是慢性肝病病情极易反复的季节，因此肝病患者应在春季加强对自己病情的监测。肝病患者应缩短到医院复查的间隔时间。一般病情不稳定的患者间隔 2～4 周复查一次，病情稳定者间隔 8～12 周复查一次。如果患者出现易疲乏、两肋疼痛、食欲减退、怕吃油腻食物等症状时，应尽快到专科医院检查或咨询专科医生。检查项目包括肝脏功能、体内病毒水平（对乙型肝炎或丙型肝炎）、血清甲胎蛋白、腹部 B 型超声波等。

肝病患者夏日防暑保健方法

肝病患者在炎炎夏日较正常人更易中暑，这是由肝病患者的免疫功能较差、机体耐受力不强导致的。在酷暑时分，肝病患者应该怎样做才能有效地防止中暑、加强保健呢？

夏季炎热，人体会大量出汗，引起体内水分和电解质的流失，能量过多地消耗，这些会增加肝脏的负担；而且夏季昼长夜短，容易造成睡眠不足或睡眠质量不高，这样会引起肝脏血流相对不足，影响肝脏细胞的营养滋润，造成肝脏组织的损伤和人体抵抗力的下降。

在防止中暑的日常保健方面，民间就曾有许多"偏方"，比如说可以多喝一些熬制的粥或者汤水之类的，而最传统、最经典的就属绿豆粥了，制作方法也相对容易些，而且夏季又是盛产西瓜的季节，多食西瓜不但可以消暑，还有一定的利尿作用。

另外，在夏季高温环境下，肝病患者要随时保持良好的心态，俗话说"心静自然凉"，良好的心态无论是对于防治中暑还是肝病的治疗，都有较好的保健作用。

专家提示

肝病患者的肝功能出现波动时，恰恰是治疗肝病最有效的阶段，因此夏季加强治疗，对肝病患者肝脏功能的恢复非常有利。

肝病患者安度秋季的方法

对肝病患者而言，秋季是一个危险的季节。这是因为秋季是慢性肝病并发感染的高发时期，而且复发持续时间较长，复发人数较多。因此，进入秋季后，肝病患者尤其要注意复查肝功能，加强自己的日常养护工作。

秋季，肝病患者应做好下面这几点保健工作，以安全度过秋天。

（1）重视饮食营养、食品卫生。在这个季节中，肝病患者要摄取充足的糖、蛋白质、维生素等，以保证机体营养物质的供给充足。可适当多吃一些护肝食物，如奶、蛋、鱼、瘦肉、豆制品等优质蛋白质食品应在每日膳食中轮换供应；葡萄糖、蔗糖、蜂蜜、果汁等易于消化的单、双糖类食物可增加肝糖原储备，也可适当选用；酵母含丰富 B 族维生素，也应适当补充。

（2）不吃生冷、不洁食物。对肝脏有损害的食物则应少吃或者不吃，如酒精和一切辛辣及刺激性食品最好不吃；油炸及干硬食品要尽量避免；含纤维较多的食品以及产气多的食品，如芹菜、韭菜、黄豆芽、红薯、干豆类、汽水、萝卜等也应该少吃。

（3）注意个人卫生。养成良好的卫生习惯，以减少传染的机会。

（4）消除不良情绪。我国传统医学认为，肝胆与人的情志有密切的关系，有"怒则伤肝"之说，所以消除不良情绪，保持乐观开朗、心胸开阔，也可预防肝病的复发。

专家提示

秋天，慢性肝病患者要注意预防上呼吸道感染以及其他感染性疾病，感觉不适时不要"硬扛"，更不可自己擅自用药，应及时到专科门诊进行诊治。

慢性肝病患者过冬的良方

对慢性肝病患者而言，肝病常常会在冬季诱发或加重。我国传统医学认为这是由肝脏的生理功能、病理变化特点所决定的。俗话说"三分药，七分养"，慢性肝病患者在冬季进行治疗的同时，若能坚持进行自我调养，对提高治疗效果，促进身体康复大有帮助。

（1）冬季防止暴怒、过度思虑。中医认为肝为刚性，喜舒畅而恶抑郁，精神长久抑郁或突然、强烈的暴怒皆可导致肝脏气血失调，影响肝的疏泄功能，诱发肝病加重，因此肝病患者应避免过度刺激，应慎怒。中医还认为思虑伤脾，脾伤则饮食水谷运化失常，湿浊内生，最易导致内湿与湿热疫毒相合，使肝病加重或复发。若肝病脾脏不虚，则病情较为单一，尚属易治；若忧思伤脾，则肝病趋向复杂，治疗变得更加棘手。因此肝病调养宜保持平和的心态，淡泊宁静，避免因久思多虑而加重病情。

（2）冬季避免过度劳累。中医认为肝主筋，司全身筋骨关节之运动，过劳则耗血损气而伤肝，致正虚邪恋，疾病缠绵难愈。因此，适当的休息对肝病患者很有必要。如乙型肝炎患者在急性期应以卧床休息为主，避免过多的活动；慢性乙型肝炎患者则应注意劳逸结合，适当休息，担任轻微的工作；乙型肝炎恢复期或乙型肝炎病毒携带者活动时，当以无疲乏感为度。

（3）冬季肝病患者要按时作息。中医认为，"肝藏血"，而"人卧则血归于肝"，夜晚 11 时到凌晨 3 时是肝胆经时间，可养肝血，若能准时就寝，获得充足的睡眠，血就能归藏于肝，让你每天都精神奕奕、活力百倍；但如果你是"夜猫子"一族，肝血无法得到调养，口干舌燥等不适症便会产生，肝病也会加重。

专家提示

冬季，肝病患者既要做好防寒保暖，又要注意居室通风，适当增减衣物，做到"虚邪贼风，避之有时"。

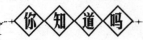

冬季要远离小吃、火锅、麻辣烫

由于许多肝病患者自身消化功能差，又多合并食管胃底静脉曲张、门脉高压性胃病或消化性溃疡，而火锅以及麻辣烫以麻、辣、烫为特点，辛辣的刺激对胃黏膜有极大的损伤作用。同时这些食品加热时间短，一些特色小吃也常半生半熟，不熟的食物更加重了肝脏的负担；再有，不熟的食物很容易导致病毒、细菌或寄生虫感染。特别需要强调的是，如果造成合并嗜肝病毒感染，则极有可能导致在原来肝硬化基础上重型肝炎的发生，并危及生命；再者，涮锅食品常常是一些纤维较粗、硬的东西，如白菜、鱿鱼等，食用这些食品常常是造成肝硬化患者上消化道出血的重要诱因。

丙型肝炎患者日常生活禁忌

如今丙型肝炎患者越来越多，为了减少丙型肝炎的传染率，丙型肝炎患者在日常生活中要注意下面这些禁忌。

（1）讲究个人卫生。即使是家庭成员之间，也不要共用牙刷、牙杯、剃须刀等卫生用具。丙型肝炎女患者经期所用的卫生用品应烧掉或用一般市售消毒剂浸泡2小时后再处理掉，夫妻过性生活时应使用安全套。如果患者的肌肤或某部位出血，应用消毒剂擦干，不可污染他人用品。

（2）严禁饮酒。酒是肝病患者的大忌，因此对丙型肝炎患者来说，更是要戒酒。

（3）注意饮食卫生。丙型肝炎患者要避免食入有毒的化学物质，如少吃含色素和防腐剂过多的食品，不吃霉变的食物和已烂的姜。另外，饮食中要适当增加蛋白质和维生素。

（4）注意药物的使用。患者生病时要谨慎使用有损伤肝脏作用的毒性药物；生活一定要检点，避免合并感染艾滋病病毒、乙型肝炎病毒等。

专家提示

丙型肝炎患者如果未接种甲型、乙型肝炎疫苗，应该及时去医院进行接种。在日常生活中患者还要注意劳逸结合。

中老年乙型肝炎患者欢度春节时的注意事项

春节是我国的传统佳节，在这个喜庆的日子里，家人、朋友齐聚一堂，吃着热乎乎、香喷喷的饭菜，品着美酒，可谓是人生的乐事。然而，在这个喜庆的节日中，中老年乙型肝炎患者要注意下面的这些事项，以防止肝病复发。

（1）注意防寒保暖。由于中老年人免疫功能低下，生理适应性逐渐衰减，防御感染的能力也随之下降。肝病患者因肝功能受损，使免疫功能进一步低下，更易招致各种感染或使原有的感染病情加重。而春节时期往往是我国气温较低的时期，人们很容易感冒。肝病患者一旦发生感冒，极易出现肺部感染，而且可加重原有肝病，使其出现肝功能波动。

（2）防范戊型肝炎。春节是戊型肝炎的多发时期。由于戊型肝炎是通过消化道传播的，因此，中老年乙型肝炎患者最好不要到卫生条件较差的饭馆吃饭，以免重叠感染戊型肝炎。老年肝病患者重叠感染戊型肝炎，往往是发生重症肝炎的原因，可直接导致死亡。

（3）多休息。春节期间，亲人难得团聚在一起，再加上各电视台节目也丰富多彩，人们常常会打破自己原有的生活规律，陷入不规律的生活中。然而，对肝病患者来说，规律性的生活习惯和良好的休息至关重要，因此，肝病患者千万不能因过年而改变自己的作息习惯，以避免疾病复发。

（4）注意饮食。春节期间，肝病患者千万不可图一时高兴而吸烟、喝酒，否则，会加重肝脏负担，使病情加重或复发。此外，在春节时，肝病患者的饮食要有度，提倡高蛋白质、高维生素、高热量饮食，这样可有利于身体康复。

专家提示

春节期间，肝病患者不宜进食过多食物，每天进食蛋白质按每千克体重 1.0～1.5 克为宜，并且还要注意粗细粮搭配。

防治肝癌从生活细节做起

我国是肝癌高发国之一，近年来发病率更是呈上升趋势。在日常生活中，我们应该怎样防治肝癌呢？

1. 改变不良的饮食习惯

注意饮食卫生，防止癌从口入。发霉食品与肝癌的发生有直接关系，因此要远离致癌物，不吃发霉、腐烂的食物。

丰富食物品种，搭配好粗细粮，多吃蔬菜水果，少吃精米精面、动物性脂肪和低纤维素食物。因为粗粮、蔬菜、水果中含有丰富的矿物质、维生素，多吃这些健康食品，对预防肝癌非常有好处。

2. 改变不良的生活习惯

注意保持健康的心理卫生，保持良好乐观的心态，因为愤怒、忧伤等不良情绪容易伤肝。

疲劳过度也会伤害肝脏，因此要保证充足的睡眠和休息，安排好日常的工作和生活，注意劳逸结合，避免无休止地看书、看电视、整夜打牌而不休息；适当进行力所能及的体育锻炼，增强体质，提高机体免疫力，从而积极有效地预防肝癌。

3. 积极预防肝炎

患慢性乙型肝炎或丙型肝炎的患者比正常人患肝癌的概率高 10～30 倍，因此，使用肝炎疫苗预防肝炎，已成为预防肝癌极有希望的途径之一。如果已经患有肝炎，要定期进行体检，一旦发现病情恶化，应及时进行治疗，防止肝炎向肝癌转变。

专家提示

许多肝癌患者为了增强体质，常常进补很多东西。但肿瘤患者病情特殊，切不能乱补，也不可盲目"大补"，必须在肿瘤专家的指导下，根据自身的病情和体质来进行科学调理。

肝硬化患者生活宜忌

在日常生活中，肝硬化患者宜做好下面这些事情。

（1）积极预防各类疾病。肝硬化是由不同原因引起的肝脏实质性变性而逐渐发展的一个后果。因此，肝硬化患者要重视对各种原发病的防治，积极预防和治疗慢性肝炎、血吸虫病、胃肠道感染，避免接触和应用对肝脏有毒的物质，以减少所有可能的致病因素。

（2）保持情绪稳定。肝脏的好坏与精神情志的关系非常密切。情绪不佳、精神抑郁、暴怒、激动均可影响肝的功能，加速肝脏的病变；而树立坚强意志、心情开朗、振作精神、消除思想负担，会有益于改善肝脏病情。

（3）动静结合。肝硬化患者代偿功能减退，并发腹水或感染时应绝对卧床休息。在代偿功能充沛、病情稳定期可做些轻松的工作，进行些有益的体育锻炼，如散步、做保健操、太极拳、气功等，活动量以不感觉到疲劳为度。

（4）从简用药。盲目过多地滥用一般性药物，会加重肝脏的负担，不利于肝脏恢复正常。因此应慎用或忌用对肝脏有害的药物，如异烟肼、巴比妥类等。

（5）戒烟、酒。酒能助火动血，长期饮酒，尤其是饮烈性酒，可导致酒精性肝硬化。所以，饮酒可使肝硬化患者病情加重，并容易引发肝出血。而长期吸烟也不利于肝病的稳定和恢复，可加快肝硬化的进程，有促发肝癌的危险。

（6）合理饮食。以食用低脂肪、高蛋白、高维生素和易于消化的食物为宜，且做到定时、定量、有节制。早期可多吃豆制品、水果、新鲜蔬菜，适当进食糖类、鸡蛋、鱼类、瘦肉；当肝功能显著减退并有肝性脑病先兆时，应对蛋白质的摄入量进行适当控制，提倡低盐饮食或忌盐饮食，食盐每日摄入量不超过 1～1.5 克，饮水量在 2000 毫升内；严重腹水时，食盐摄入量应控制在 500 毫克以内，水摄入量在 1000 毫升以内。应忌食辛辣刺激之品和坚硬生冷食物，不宜进食过热食物，以防并发出血。

肝硬化患者禁做下面这些事情：

（1）滥服药物。由于肝硬化时肝功能降低，药物在肝内的解毒过程大大减慢，进而使得药物可在体内蓄积，特别是麻醉药和镇静药不仅对肝脏有直接毒性作用，而且会诱发肝性脑病。所以，要尽量少用药，所用药物必须是非用不可时才用。

（2）过性生活。肝硬化患者不节制性生活，可诱发肝性脑病和上消化道出血。代偿期肝硬化患者的性生活次数要有相当程度的减少，而失代偿期则应完全禁止。

（3）劳累。中医认为，人动血分经络，人卧血归肝脾，这就说明肝硬化患者应多休息。卧床休息，能减少肝代谢的需要量，增加肝的血流供应量，有利于肝细胞的营养与再生，促进病情稳定。如劳累过度，则情况恰恰相反，肝细胞还会再次出现坏死，从而加重病情。

（4）情绪悲观。过于忧郁和懊丧会导致人体免疫功能失调，加快疾病的进程。肝硬化患者应向那些以精神力量战胜晚期癌症、20年来仍健康地活在世上的人学习，坚信自身机体能战胜病魔。

专家提示

早期肝硬化患者可服用中药进行治疗，但不可服用保健品。因为服用保健品只会加重肝脏的负担，使病情复杂化，比如长期服用维生素之类的药物，会引起消化道的一些不良反应。

居家远离致肝癌的物品

肝癌的诱因很多，其中有很多是来自家庭的。家庭中的哪些物品会导致癌症的发生呢？

（1）家庭日用品中的致癌物。如药品、蔬菜中的农药、化妆品、家用塑料制品和橡胶制品等；食品中的致癌物，如腊肉、咸菜、油炸食品等。

（2）自来水中的杀菌剂。研究发现自来水中加入的杀菌剂——漂白粉会释放出活性氯，长期饮用带活性氯的自来水，就有可能诱发膀胱癌和直肠癌，但致癌因素并不是漂白粉本身，而是它与水中的污染物起化学作用而产生的一些氯的副产品。

（3）纸致癌物。国外科学家研究发现，人们日常使用的白纸也是致癌物之一。纸中通常含有一种致癌化合物，这种化合物很容易被脂肪所吸收，如果用纸包装含有脂肪的食品，这种化合物就有可能溶入食品中，人们就会在不知不觉中得病。

（4）家用电器产生的电磁波。由于家庭的现代化，大量家用电器进入家庭，家用电器会产生各种不同波长和频率的电磁波，形成威胁人们健康的电磁污染。科学家曾在老鼠身上进行过微波辐射的实验，发现它们的白细胞无规律地增殖，与血癌所产生的白细胞增殖极为相似，也就是说，微波可能致癌。

（5）家庭中的放射性物质。放射性致癌物之一是地辐射，这是处于高压状态下的地下水发射出的一种能量，尤其是在地下水的交叉处，地辐射的强度会得到叠加而猛增，形成很强的辐射能，引起人体细胞的突变而致癌；其二是建筑物中的放射性物质，如氡气等，一般家庭建筑材料中都不同程度地含有一些放射性物质，特别是新建住房，放射性的危险更大，这些放射性物质极易引起癌症。

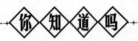

　　肝癌的预防胜于治疗，在日常生活中注意细微之处，对预防肝癌很有好处，如讲究卫生、改善营养、坚持劳逸结合、增强免疫功能、杜绝滥用药物和摒弃不良习惯等。

你知道吗

易被人们忽略的致癌因素——饮用水

　　在我国肝癌高发区，饮用沟塘水的居民肝癌死亡率最高，饮用河水者次之，饮用深井水者最低，显然饮用水污染和肝癌的死亡率有直接关系。研究发现，水中存在的百余种有机物为致癌、促癌和致癌突变物。目前，在动物实验中已证实，饮水中加入以下化合物：如四氯化碳、氯仿、三氯乙烯、四氯乙烯、三氯乙烷等可引起肝癌。此外，还发现一些淡水藻毒素，如蓝绿藻等，有明显的致癌作用。

肝炎患者要选择合适的保健品

　　目前，市场上的保健品琳琅满目，对肝病患者而言，选择保健品一定要根据自己的身体状况，结合病情，选择适合自己的保健品。那么，肝炎患者应该选择什么样的保健品呢？

原则上，急性肝炎、慢性肝炎活动期和活动性肝硬化患者不宜选用滋补品，如人参、西洋参等。即使是补药，也不宜多用，否则会加重肝脏负担，甚至伤肝。

下面这几种滋补品非常适合肝炎患者。

1. 花粉、蜂蜜

这两种滋补品含有丰富的维生素和矿物质以及糖、多种酶等，对促进代谢，改善机体生理功能等方面具有一定的作用，可适量服用。

2. 冬虫夏草

中医认为冬虫夏草味甘性温，入肺肾两经，具有补虚损、益精气的功效。现代医学研究发现，冬虫夏草含有丰富的蛋白质、多种游离氨基酸、虫草多糖、虫草酸、尿嘧啶、腺嘌呤核苷、维生素 B_{12} 以及人体必需的微量元素。冬虫夏草能激活网状上皮系统，促进淋巴细胞转化，提高机体免疫力，可用于恢复期的慢性肝炎和肝硬化的治疗。

专家提示

对肝炎患者而言，药补以选用人参、黄芪、磷脂、灵芝等中药为宜。如果进食后出现胃部不适、腹胀、腹泻、食欲不振等，应停止服用补品，并及时检查肝功能。

第5章

不同肝病　不同饮食

　　古人说："饮食自倍，脾胃乃伤。"饮食对肝病患者，特别是重症肝病患者而言非常重要。肝病患者的消化功能本来就虚弱，如果饮食再没有节制，就会进一步加重病情。肝病需要调养，饮食是肝病患者调养环节中的一个重要部分，合理膳食对防治肝病、提高人体免疫力有很大的作用。

健康测试

你的饮食健康吗

要想拥有健康，饮食是否合理十分重要。有空时不妨试着问问自己，自己的膳食质量如何？营养够不够？能否维持自己的健康呢？下面是一个有关"饮食健康"的测试题，试着回答下面的问题，看看自己的饮食是否健康。

1. 每次吃饭都不愿意留剩饭，经常吃完盘中所有的食物。

2. 餐桌上经常有咸菜或咸鱼、腊肉等腌制食品。

3. 经常给家人煮方便面吃。

4. 经常为家人买刚刚屠宰好的猪、牛、羊肉，认为这样的肉最新鲜，质量最好。

5. 经常让家人吃动物内脏，如猪肝、猪大肠、羊杂碎等。

6. 喜欢为家人选购白白的馒头、挂面等面食，认为颜色越白越好。

7. 喜欢为家人做烧烤类食物，如羊肉串、烤鱿鱼等。

8. 喜欢和家人一起边看电视边吃东西。

9. 只喜欢做自己想吃的食物，不管食物营养价值如何。

10. 喜欢和家人一起吃素。

11. 为了某种目的，时常节食或严格控制饮食。

12. 喜欢让家人喝咖啡、冷饮或罐装甜饮料，而对白开水不屑一顾。

13. 喜欢让家人吃些全麦面或杂粮。

14. 每天为家人准备一杯牛奶或酸奶。

15. 在每三天的食谱中，都会安排胡萝卜、西红柿。

16. 喜欢为家人挑选大个的西瓜、草莓等水果。

17. 喜欢让家人用餐后马上吃水果。

18. 经常让家人吃丰盛的晚餐。

19. 常吃大豆、豌豆或扁豆。

20. 常吃洋葱、大蒜、姜。

21. 每周都让家人吃河鱼或海鱼。

22. 常和家人一起吃柑橘类水果，如柚子、橙子或橘子。

23. 有时候不给家人准备早餐。

24. 常在农贸市场购买没有包装的豆腐和豆制品。

25. 家人不喜欢吃的食物就从来不做。

26. 饮食重盐，如果比较清淡，就觉得难以下咽。

27. 炒菜时，等油冒烟了才放菜。

28. 放了好几天的剩菜，只要你觉得没有放坏就加热后让家人继续食用。

29. 每天都用洗洁精洗碗。

30. 嗜糖，烹炒各种菜时都喜欢放糖。

计分方法：

每题有三个选择答案：是、偶尔、否。1、2、3、4、5、6、7、8、9、10、11、12、16、17、18、23、24、25、26、

27、28、29、30题选"是"得0分，选"偶尔"得1分，选"否"得2分；而13、14、15、19、20、21、22题选"是"得2分，选"偶尔"得1分，选"否"得0分。

测试结果

50～60分：A级健康饮食标准

得到这样的高分，说明你可以轻松自如地安排健康的饮食，有良好的饮食健康意识和生活习惯，有高水准的饮食安全与营养方面的知识。你的饮食很健康。

40～49分：B级健康饮食标准

你有较高水平的健康饮食理念、方式和习惯。尽管你的健康水平已高出平均水平，但还是有可提升的地方。

30～39分：C级健康饮食标准

你的饮食健康状况属于中等水平。尽管在越来越注重饮食健康的今天，你没有落伍，但还需提升自己，这样才能更好地保持并增进自己和家人的健康。你需要关注食品健康的信息，并获取更多的食品安全与营养方面的知识，提高健康意识，注重改变健康饮食的方式和习惯。

30分以下：D级健康饮食标准

非常抱歉，你和你家人的饮食状况不健康。如果不加以改变，饮食会伤害你和你家人的健康。为了自己和家人的健康与幸福，应及时改正或调整饮食方式和习惯，尽力改善现在的饮食状况。

肝病患者的饮食调养

肝病患者想要控制自己的病情，可以通过饮食来调养。

1. 讲究卫生，严防病从口入

肝病患者本身免疫力低下，更要注意食品卫生，以免受到病菌感染，加重肝脏负担。

2. 坚决戒烟戒酒

烟和酒都会损伤肝细胞功能，肝炎即使痊愈，肝功能也不可能马上就恢复到正常水平，所以在治愈后的一段时期内不宜饮酒。如果仍然饮酒无度，不戒酒，则会造成肝细胞坏死，使肝炎演变成肝硬化，甚至发展成肝癌。烟草中含有多种有害物质，更能损伤肝脏功能，因此肝炎患者必须坚决戒烟戒酒。

3. 少吃油炸、油煎食品

如果多吃油煎、油炸的食品，会使过多的脂肪沉积在肝脏，易形成脂肪肝，致使肝功能恢复不良，且迁延不愈。如果长期吃油煎、油炸的食品，易导致肝功能受损害，甚至诱发肝癌。因此肝病患者应以清淡饮食为主，尤其是晚餐切忌食入油腻、多肉类食物。

4. 慎食辛辣刺激及生冷食品

辛辣食物可直接损害肝细胞，影响肝病的恢复。生冷食物不可直接饮用，以免影响消化功能。

5. 提倡荤素搭配

人体要保持酸碱平衡，必须搭配好荤素的比例才能做到。荤食多了，易患高血压、脂肪肝、心脏病。素食可以清除胆固醇在血管壁上的沉积。但是素食吃多了，易导致蛋白质、磷脂、无机盐等供应不足，不能很好地满足肝细胞的修复和生长发育所需。荤食和素食各有所需，各有所长，又各有所短，所以肝病患者更应该注意荤素搭配，取长补短，不偏食，不挑食，才能有利于肝病的恢复。

6. 饮食不宜过饱，切忌暴饮暴食

患肝病后肝细胞的修复需要营养，但营养素之间一定要保持平衡，暴饮暴食往往会造成消化不良，不仅会使肝脏负担加重，还会造成脂肪过剩，血脂升高，血管硬化，甚至诱发肝硬化。特别是当肝功能不良时，暴饮暴食更是会成为促进肝性脑病的重要因素之一。

7. 不宜多吃罐头及方便食品

这些食品中常加入防腐剂，对肝脏来说都有毒性，对于肝脏解毒功能弱的患者则会有不良影响，不利于肝病的恢复。

专家提示

食疗在肝病的预防保健和康复过程中应占主要地位，但在肝病的急性波动期或发作期只能作为一种辅助疗法。因此，在食疗的同时一定不要忘了按医嘱服用药物。

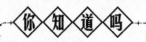

成人每天应摄入多少能量

成年人每天所需的能量可以用公式：标准体重×每千卡所需的热量来计算。

标准体重可用简单方法估算：身高（厘米）－105＝标准体重（千克）。每千克体重所需的热量为：轻体力劳动者 30～35 千卡；中等体力劳动者 35～40 千卡；重体力劳动者 40 千卡。对于肥胖型的肝病患者来说，每日应该酌情减少进食量，适量运动，使体重下降到标准体重或者是低于标准体重的 5% 左右。

肝病患者应知的饮食原则

饮食营养是病毒性肝炎治疗的重要内容，也是促进肝病康复的重要措施之一，因此饮食调理对肝病患者来说十分重要。肝病患者要想很好地进行饮食调养，应该知道下面这几条原则。

1. 摄入适量的热能

过去很多人认为，高热能饮食可改善患者的临床症状。实际上，这种说法很不科学，许多患者得了脂肪肝、糖尿病等并发症就是由高热能饮食造成的。高热能食物可增加肝脏负担，加重消化功能障碍，影响肝功能恢复；而能量过低会增加体内蛋白质的耗损，不利于肝细胞的修复与再生，因此热能供应过多或过少都不好。

2. 充足的蛋白质

肝脏的主要功能之一就是合成与分泌血浆白蛋白。正常人每天合成 10～16 克血浆白蛋白。这些血浆白蛋白会分泌到血液循环中，发挥重要功能。肝脏出现疾患时，均会引起肝细胞合成与分泌蛋白质的过程出现异常，使血浆白蛋白水平降低，使肝的修复功能降低，进而影响人体各组织器官的修复和功能。因此，必须提供丰富的外源性白蛋白，才能促进肝组织的修复和功能，改善对白蛋白的需要。但不能无节制地摄入蛋白质，因为这样容易诱发和加重肝性脑病，所以肝硬化伴有肝性脑病的患者，应严格限制蛋白质的摄入，每天以 40～50 克为宜，以摄入动物蛋白和乳制品为佳，因为乳制品产氨最少，其次是蛋类，肉类较多。目前提倡用植物蛋白代替动物蛋白，植物蛋白主要来源于豆类及其制品。

3. 肝病患者要摄入适量的碳水化合物（糖类）

碳水化合物的主要功能是供给生命活动所需要的能量。肝炎患者消化道症状明显，进食少时可给予一些高糖食品，以保证患者日常生活所需要的热能。同时肝脏可以将消化道吸收来的葡萄糖转变成糖原，丰富的肝糖原能促进肝细胞的修复和再生，并能增强对感染和病毒的抵抗力。但不宜过多摄入碳水化合物，若体内贮存过量糖类，极有可能造成脂肪肝及食源性糖尿病。

4. 适量脂肪

肝脏是脂类消化、吸收、分解合成和转运的重要器官。如果肝功能出现障碍，胆汁的合成、分泌就会减少，进而造成对脂肪消化不良，就会出现厌油腻等症状。如果脂肪过多，会出现脂肪泻；如果脂肪摄入过少，则又影响食欲和脂溶性维生素 A、维生素 D、维生素 K、维生素 E 的吸收，所以又必须予以适量的脂肪。一般以每天 40～50 克，占总热能的 25％～30％为宜。

5. 充足的维生素

维生素是维持人体正常生命过程中所必需的低分子化合物。它们既不是构成组织的原料，也不能供给能量，但却是人体不可缺少的一类物质，在物质代谢中有很重要的作用。对维生素需求增加主要有两个方面的原因：①患者由于消化不良，食欲减退，摄入维生素量不足；②感染、发热等对维生素的消耗增加，同时需求量也增加。

6. 严禁烟酒

饮酒后摄入的乙醇 80％经胃和小肠吸收，剩下的 90％～98％在肝脏被氧化成乙醛，乙醇和乙醛对肝脏均有损伤作用，可引起一系列的代谢变化，如高尿酸血症、低血糖症、酸中毒、脂肪肝和高脂血症，加剧了肝脏的代谢紊乱，进而形成酒精性肝病。因此，肝炎患者应严禁饮酒。

专家提示

饮食调整对肝病患者而言，非常重要，不能忽视。不过，在进行饮食调整时，一定要遵循上述原则，以免患者出现病情反复的情况。

酒精性肝病患者应怎样进行营养支持

酒精性肝病是指长期酗酒引起的酒精性肝损伤，包括酒精性脂肪肝、酒精性肝炎、酒精性肝硬化。治疗酒精性肝病可减轻酒精性肝炎的严重程度，防止并逆转肝纤维化，改善已存在的继发性营养不良。

治疗酒精性肝病时，应给予患者高蛋白、高维生素、高热量的饮食，如补充维生素 B_1、维生素 B_2、维生素 B_6、维生素 B_{12} 和叶酸等。

营养上强调：

（1）调整饮食结构，保持营养平衡。

（2）主食不要过于精细，注意粗细搭配。

（3）每日摄入多种蔬菜、水果，经常食用豆制品。

（4）动物性食品以鱼、兔肉为主，适量食用牛、羊肉，少吃猪肉。

（5）建立合理的膳食制度，一日三餐，少吃零食。

（6）饥饱适当，不暴饮暴食，不偏食，不挑食。

（7）不要饮酒，更不要酗酒。

酒精性肝病治疗的关键是戒酒。如果继续饮酒，不论采取多少种特殊的治疗措施，均收效甚微；同时还应加强营养，维持能量平衡，降低血脂，补充足够的蛋白质及维生素，以改善营养状况。

专家提示

为了预防肝病，人们应注意饮食营养和食品卫生，摄取充足的糖、蛋白质、维生素，保证人体营养物质的供给充足。

脂肪肝的饮食疗法

随着人们生活水平的提高，越来越多的人得了脂肪肝，使其成为仅次于病毒性肝炎的常见肝病。脂肪肝的发生、发展与不合理的膳食结构、不良的饮食习惯、嗜酒等因素息息相关。因此，饮食疗法在脂肪肝的治疗中占有极其重要的地位。在日常生活中，脂肪肝患者应该怎样进行饮食疗法呢？

1. 了解脂肪肝的饮食限制

（1）限制热量摄入。这样做便于将肝细胞内的脂肪氧化消耗掉。肥胖者应逐步减肥，使体重降至标准体重范围内。

（2）限制摄入脂肪和碳水化合物。脂肪肝患者按标准体重计算，每千克体重每天可给脂肪 0.5～0.8 克，宜选用植物油或含长链不饱和脂肪酸的食物，如鱼类等；碳水化合物每天每千克体重可给 2～4 克，食用糖的摄入不宜过多。

（3）补充高蛋白饮食。高蛋白可保护肝细胞，并能促进肝细胞的修复与再生，每天每千克体重可给 1.2～1.5 克蛋白质的供给，优质蛋白质应占适当比例，如豆腐、腐竹等豆制品，瘦肉、鱼、虾、脱脂奶等都属优质蛋白质。

（4）保证新鲜蔬菜。特别应保证绿叶蔬菜的供应，以满足机体对维生素的需要。但含糖多的蔬菜及水果不可进食过多。

（5）限制食盐的摄入。脂肪肝患者每日的食盐摄入量以6克为宜。

（6）适量补充水分。脂肪肝患者每日应摄入足量的水，以促进机体代谢及代谢废物的排泄。多吃些富含甲硫氨基酸的食物，如小米、莜麦面、芝麻、油菜、菠菜、菜花、甜菜头、海米、干贝、淡菜等，这类食品可促进体内磷脂的合成，协助肝细胞内脂肪的转变。

（7）辛辣和刺激性食物。脂肪肝患者应少食辛辣、刺激性的食物，如洋葱、蒜、姜、辣椒、胡椒、咖喱和酒类等；少食肉汤、鸡汤、鱼汤等含氮浸出物高的食物。

2. 选择恰当的食物

脂肪肝患者适合吃下面这几种食物：

（1）燕麦。富含丰富的亚油酸和丰富的皂甙素，可降低血清胆固醇、甘油三酯的水平。

（2）玉米。含丰富的钙、硒、卵磷脂、维生素E等，具有降低血清胆固醇的作用。

（3）海带。含丰富的牛磺酸，可降低血及胆汁中胆固醇的水平；含有的食物纤维褐藻酸可以抑制胆固醇的吸收，促进其排泄。

（4）大蒜。含硫化物的混合物，可减少血中胆固醇的水平，阻止血栓形成，有助于增加高密度脂蛋白的含量。

（5）红薯。能中和体内因过多食入肉食和蛋类所产生的过量的酸，保持人体酸碱平衡；另外其含有较多的纤维素，能吸收胃肠中较多的水分，润滑消化道，起到通便的作用，并可将肠道内过多的脂肪、糖、毒素排出体外，起到降脂作用。

（6）苹果。含有丰富的钾，可排出体内多余的钾盐，以维持正常的血压。因富含果胶、纤维素和维生素 C，有非常好的降脂作用。每天吃两个苹果，坚持一个月，大多数人身体中的"坏胆固醇"（对心血管有害）水平会降低，对心血管有益的"好胆固醇"水平则会升高。

（7）胡萝卜。富含果胶酸钙，会与胆汁酸发生化学反应后从大便中排出，从而促使血液中胆固醇的水平降低。

（8）杏仁。胆固醇水平正常或稍高的人多吃杏仁可以达到降低血液中胆固醇水平并保持心脏健康的目的。

（9）牛奶。含较多的钙质，能抑制体内胆固醇合成酶的活性，也可减少人体对胆固醇的吸收。

（10）蜜橘。含有丰富的维生素 C，多吃可以提高肝脏的解毒能力，加速胆固醇的转化，降低血脂。

（11）茶。含有咖啡因与茶多酚，有利尿、降脂之功能。常饮茶，可防止体内胆固醇水平的升高。

3. 脂肪肝一日食谱推荐

（1）早餐：馒头（面粉 50 克）、稀饭（大米 50 克）、红腐乳 10 克、小咸菜 10 克。

（2）午餐：大米饭 100 克、韭菜炒鸡蛋（韭菜 100 克、鸡蛋50克）、菠菜牛肉丝（菠菜100克、牛肉50克）、西红柿蛋汤（西红柿50克、鸡蛋20克）。

（3）晚餐：莜麦面饼（莜麦面50克）、小米粥（小米50克）、菜花炖肉（菜花100克、猪肉50克）、腐竹炒芹菜（腐竹50克、芹菜100克）。

4. 适合脂肪肝的食疗方

（1）金钱草砂仁鱼：金钱草、车前草各60克，砂仁10克，鲤鱼1尾，盐、姜各适量。将鲤鱼去鳞、鳃及内脏，同其他3味食材加水同煮，鱼熟后加盐、姜调味即可。

（2）鱼脑粉：鱼脑（或鱼子）适量。将鱼脑或鱼子焙黄研细末，用温开水冲服，每次服3～5克。

（3）脊骨海带汤：海带丝、动物脊骨各适量，调料少许。将海带丝洗净，先蒸一下；将动物脊骨炖汤，汤开后去浮沫，投入海带丝炖烂，加盐、醋、味精、胡椒粉等调料即可。食海带，饮汤。

（4）玉米须冬葵子赤豆汤：玉米须60克，冬葵子15克，赤小豆100克，白糖适量。将玉米须、冬葵子煎水取汁，入赤小豆煮成汤，加白糖调味。分2次饮服，吃豆，饮汤。

（5）白术枣：白术、车前草、郁金各12克，大枣120克。将白术、车前草、郁金用纱布包好，加水与枣共煮，尽可能使枣吸干药液，去渣食枣。

（6）黄芝泽香饮：黄精、灵芝各15克，陈皮、香附子各10克，泽泻6克。将以上各味加水煎煮，取汁。分2～3

次饮服。

（7）当归郁金楂橘饮：当归、郁金各 12 克，山楂、橘饼各 25 克。将上述 4 味同加水煎煮取汁。分 2～3 次饮服。

（8）红花山楂橘皮饮：红花 10 克，山楂 50 克，橘皮 12 克。将上述 3 味加水煎煮，取汁。分 2～3 次服。

（9）黄芪郁金灵芝饮：黄芪 30 克，灵芝、茯苓各 15 克，郁金 10 克，茶叶 6 克。将上述 4 味水煎取汁，煮沸后浸泡茶叶。

专家提示

脂肪肝患者饮食治疗的目标就是尽可能使体重维持在标准体重及血脂、血糖在正常范围之内，消除或者是减轻脂肪在肝脏中的堆积，维持身体营养物质的需要，使机体的正常活动得以继续。

老年肝炎患者的营养调养

老年肝炎患者的饮食应注意以下几点：

（1）膳食结构要合理，要保持营养素平衡。老年人本身脏器功能就有所减退，患肝病时肝功能会进一步减退，活动量也会减少，进而影响脂肪代谢、糖代谢。因此，老年肝炎患者饮食要清淡、低糖、低脂、高蛋白，如豆制品和各种肉类；并且要多食蔬菜和水果，以补充足够的维生素和膳食纤维。

（2）进食量要适当。老年人患肝病时消化功能进一步减退，如果吃得太饱，易导致消化不良，增加肝脏负担。

（3）饮食宜清淡、细软、易消化，不宜食用油炸食品，少食生冷、刺激性食品，忌烟酒。

（4）进食宜少量多餐，可在三餐之间增加两餐点心。

（5）失代偿期肝硬化患者不宜食用高蛋白，否则容易导致肝性脑病的发生；并应限制盐的摄入。总之，足够的热量、合适的蛋白质、丰富全面的维生素、适量的膳食纤维素，是老年肝病患者的饮食原则。

专家提示

肝病患者饮食调养是一个长期过程，千万不可间断或者打破，就算是在节假日这种特殊的日子也不能例外。

小儿肝炎患者饮食应遵守的原则

病程早期如有明显的食欲减退、厌油症状出现，不适合大量补充糖、脂肪、蛋白质等。应食入清淡，易于消化，富于营养和色、香、味、形俱全等小儿爱吃的半流质，提高小儿的食欲，以满足疾病修复的需求和生长发育的需要。

重症患儿饮食要以低盐、低脂、低蛋白、高碳水化合物为主。一旦发生肝性脑病，最好由静脉滴注来保证蛋白质的基本需求，严格控制蛋白质的摄入量。

待病情好转，食欲改善后应加强营养。因为小儿处于生长发育期，加上肝细胞要修复、更新，急需各种营养。其中蛋白质应占总能量的 12%～14%，优质蛋白应占 1/3，脂肪应占总能量的 25%～30%，糖类应占总能量的 60% 左右。

患儿在病程中应多食富含维生素的水果，但选择水果应注意：①量要合适，7 岁以下的小儿对水果中的果糖吸收不好，过多食用水果不仅影响孩子对正餐的食欲，还由于果糖要从肾脏排出，直接影响肾功能，所以每日食用水果应不超过 250 克。②水果要选熟一些的，太酸的水果对消化道有刺激作用，对牙齿有腐蚀性，易造成龋齿；最好选择苹果、葡萄、橙子等，不宜选柿子、甘蔗等。

患儿病情恢复时要控制进食量，以免伤及脾胃，而且进食过多的蛋白质和糖，还会增加肝肾负担，不利于疾病恢复。

专家提示

小儿饮食要注意平衡，一定要注意饮食中各种成分的比例，确保提供维持人体所需要的各种营养。

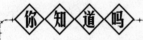

慢性肝炎患者为什么容易发生低血糖？

肝脏在维持血糖稳定方面发挥着十分重要的作用。当血糖降低时，肝糖原分解会使血糖回升，使机体不至于发生低血糖。得了慢性肝病时，这种调节血糖的功能会降低，就可引起低血糖。特别是在空腹、剧烈运动、禁食等情况下，极易出现心慌、出冷汗、面色苍白等低血糖症状，尤其是重型肝炎患者更为常见。如果患者出现低血糖时，应立即饮用糖水，以补充碳水化合物。

乙型肝炎患者的饮食调养

饮食调养对乙型肝炎患者来说非常重要。那么，在日常生活中，乙型肝炎患者应该怎样进行饮食调养呢？

1. 乙型肝炎患者的饮食原则

（1）乙型肝炎患者的饮食结构要合理。①每日饮食要保证充足的热量供给，合理摄入碳水化合物。减少高糖饮食。高糖饮食即饮食中含有过多的葡萄糖、果糖、蔗糖，会影响食欲，加重胃肠胀气，使体内脂肪贮存增加，易致肥胖和脂肪肝。碳水化合物的供给应主要通过主食。②应食入充足的优质蛋白质，这样能促进肝细胞的修复与再生，可多摄入动物性蛋白质、豆制品等。乙型肝炎患者的脂肪摄入量一般可不加限制，因肝炎患者多有厌油及食欲不振等症状，通常情况下，不会出现脂肪摄入过多的问题。③要保证维生素供给。B族维生素以及维生素C对改善乙型肝炎症状有重要作用。另外，可口服多种维生素制剂。要多食蔬菜、水果，以补充足够的维生素和纤维素，也有助于促进消化功能。

（2）食量适度。肝脏发生病变后，其消化功能会减弱，食之过饱常可导致消化不良，也会加重肝脏负担。因此专家认为吃饭以八成饱为最佳，并且暴饮暴食对肝脏、对胃肠功能都不利。故乙型肝炎患者宜采用少量多餐。

（3）炒菜讲究烹调方法。炒菜时宜少放油，少食油腻和油炸食品，少食生冷、刺激性食品。注意烹调方法，增进食物色、香、味、形，以促进食欲。忌油煎、炸及强烈刺激性食品，限制肉汤、鸡汤等含氮浸出物高的食品，以减轻肝脏负担。

（4）多补充水分。乙型肝炎患者可适当多喝一些果汁、米汤、蜂蜜水、西瓜汁等，可加速毒物排泄及保证肝脏正常代谢功能。

（5）合理应用中药补药。轻中型肝炎患者不提倡用人参等补药，正常饮食可以提供足够的营养成分。重症肝病、肝硬化患者在服用补药时，最好征求中医医生的意见，辨证施治。盲目进食大量、多种补药，不一定对身体有益。

（6）选择适合乙型肝炎患者的食物。乙型肝炎患者在选择食物时，应优先选择下面这些食物：鱼类、瘦肉、鸡蛋、奶类、豆制品等优质蛋白质食物；新鲜蔬菜、水果等。

2. 乙型肝炎患者的一日食谱推荐

（1）早餐：大米粥（大米 50 克），花卷（面粉 50 克），煮茶蛋（鸡蛋 50 克），拌黄瓜（黄瓜 100 克）；

加餐：苹果100克；

（2）午餐：大米饭（大米150克），炒肝尖笋片（猪肝100克、莴笋100克），黄瓜汤（黄瓜50克、瘦猪肉10克、香菜30克）；

加餐：香蕉100克；

（3）晚餐：小米粥（小米50克），千层饼（面粉100克），肉丝炒芹菜（瘦猪肉50克、芹菜50克），五香豆腐卷（干豆腐50克、卷心菜50克）。

3. 适合乙型肝炎患者的食疗方

（1）芹菜蜜汁。准备鲜芹菜100～150克，蜂蜜适量。将芹菜洗净捣烂取汁，加蜂蜜炖服。每日1次，温服，疗程不限。具有清热解毒、养肝的效用。

（2）鸡骨草饮。鸡骨草30克，半枝莲15克，赤小豆30克，瘦猪肉100克，生姜10克，大枣5枚。将瘦猪肉洗净，切成小块；其他用料洗净（生姜拍烂，赤小豆先浸泡1小时）；将全部用料放入锅内，加适量水，用文火煮1.5～2小时，加盐调味，随量饮用。

（3）参归羊肉汤。党参15克，当归10克，枸杞子15克，羊肉150克，生姜10克，大枣10枚。将羊肉洗净，斩成小块；将其余用料全部洗净（生姜拍烂）备用；将全部用料放入锅内，加适量水，用文火煮2.5～3小时，加盐调味，随量饮用。这道汤有健脾补肝的功效。

（4）参麦地黄汤。太子参30克，麦冬15克，生地黄15克，五味子10克，瘦猪肉100克，陈皮5克，生姜10克，大枣 10 枚。将瘦猪肉洗净，斩成小块；将其余用料洗净（生姜拍烂）备用；将全部用料放入锅内，加适量水，用文火煮 1.5～2 小时，加盐调味，随量饮用。这道汤有益气养阴的功效。

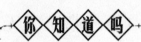

专家提示

在日常生活中，乙型肝炎患者的饮食并无特殊之处，足够的热量、适量的蛋白、丰富而全面的维生素、适量的纤维素即可。如果在饮食上有太多的禁忌，可导致营养失调；而过多地依赖中药补药、忽视正常饮食，则是舍本而求末之举。

你知道吗

不同患者吃水果各有宜忌

肝炎患者可多吃些橘子和红枣等含维生素 C 较多的水果，但不要强食。糖尿病患者应少吃含糖量较多的梨、苹果、香蕉等。经常大便干燥的人，可多吃些橘子、桃、香蕉等，因为这些水果有缓下作用。经常腹泻的人，不要多吃缓下作用的水果，可适当吃些苹果，因其有固涩作用。

患心脏病和水肿的患者不要吃水分较多的西瓜、椰子汁等，以免增加心脏负担，加重水肿。

肝病患者宜吃的蔬菜

肝病患者需要充足的营养，因此蔬菜是必不可少的食物之一。哪些蔬菜具有养肝护肝的作用呢？

（1）黄瓜。性凉，味甘。含细纤维素，能够促进肠道中食物的排泄，还有减肥的作用。因此对于肥胖型脂肪肝、糖尿病型脂肪肝的防治，黄瓜是不错的选择。但是由于黄瓜性凉，所以胃寒的患者不能多吃。

（2）西红柿。又名番茄。性微寒，味甘酸。西红柿很像柿子，不仅长得很好看，而且营养丰富，含有多种维生素和微量元素。西红柿既可以算做是蔬菜，也可说是水果，但是要比同类的水果和蔬菜营养价值高得多。另胃寒、脾虚的人不宜多食。

（3）空心菜，又名蕹菜。性甘。含蛋白质、脂肪、无机盐、胡萝卜素等，在解毒、清热凉血方面有明显的效果。

（4）荠菜。性平、味甘。含B族维生素、维生素C、胡萝卜素及无机盐。具有止血功效，慢性肝病患者可以选择食用。

（5）蘑菇。有菜蘑、口蘑、香菇等。性平、味甘。含多糖类、维生素类、蛋白、脂肪和无机盐等。有调节免疫、抗肿瘤作用，对肝病患者来说是一个不错的选择。

（6）海藻。性寒、味咸。含丰富的碘、藻酸、维生素、蛋白和脂肪等。能较好地抑制血小板凝集和脂质氧化。

专家提示

肝病患者在吃西红柿时，一定要注意不可吃未成熟的西红柿。未成熟的西红柿中含有大量"番茄碱"，这是一种有毒的"生物碱"，它会随西红柿皮色不断成熟发红后逐渐降低，并会在变红的西红柿中消失。所以不要吃未成熟的西红柿。

不同肝病的不同饮食方法

1. 肝癌切除手术后患者的饮食原则

可根据患者的病情和饮食情况分别给予含丰富蛋白质、糖类和维生素的食物，如米饭、稀粥、小米粥、面条和蛋、牛奶、瘦肉、鲜鱼等主副食品，以及各种新鲜的水果、蔬菜。对于食欲不佳的患者，可每日给以各种果汁、菜汁，也可把果汁和菜汁混合后分多次饮用，如苹果、梨、猕猴桃、胡萝卜等榨汁，以尽量增加各种营养素。另外，以少量多餐为好。

在烹调方面要多样化，以煲汤和软食为主，用色、香、味俱佳的饮食促进患者食欲。应避免过分油腻和油炸、油煎等不好消化的食物。

肝癌患者有时要通过化疗来控制自己的病情，那么，患者在化疗中及化疗后应遵循什么样的饮食原则呢？

（1）所有食物要少而精：在化疗期间患者会出现恶心、

呕吐或腹泻等症状，多数人食欲会减退。因此在选择食物时要以高质量、高蛋白质与高热量食品多样化为原则，鼓励患者坚持进食。若患者因严重呕吐不能进食，导致营养不足时，应用肠外营养来补充葡萄糖和蛋白质。

（2）多吃富含维生素 C 和维生素 A 的食物：维生素 C 和维生素 A 能增强细胞功能，是阻止癌细胞生成扩散的第一道屏障，可增强抵抗力，抑制癌细胞的增生。富含维生素 C 和维生素 A 的食物有西红柿、山楂、橙柑、柠檬、话梅、大枣、猕猴桃、胡萝卜、梨、苹果等。可分别榨汁多次饮用，以增强食欲，帮助消化。

（3）应少量多餐，逐步增量：在化疗反应较大时，一般以稀粥、烂面、鸡蛋羹、牛奶、鱼汤和果汁为主。以后可随着反应减轻而增加饮食量，少吃多餐，以尽量增加基础营养为宜。

2. 肝移植患者移植后应注意的营养事项

肝移植患者多存在营养不良、肝性脑病、腹水等。手术前营养治疗能改善其营养状况，有利于治疗肝性脑病和纠正腹水，提高手术的耐受力。手术后营养治疗有纠正负氮平衡、减少并发症、促进机体康复的作用。

（1）肝移植术后的早期营养治疗：术后患者静息代谢率有所增加，但能量供给不宜过高，以免加重移植肝的负担。蛋白质每天每千克体重供给 1.0～1.5 克。移植肝糖代谢功能恢复约在术后 6 小时开始，糖类仍是肝移植患者主要的供能物质，占总热能的 50％～55％；水和电解质可根据患者具体情况供给，各种维生素和微量元素的补充液必不可少。

手术后机体处于应激状态，同时临床又应用大剂量的糖皮质激素，此时不宜给予过多的糖类，而应适当提高脂肪的供给量，应占总热量的 30％～35％。

手术后 3～4 天即可进流食，并逐渐过渡到半流食，再逐渐增加食物的浓度和量，直至完全经口进软食或普食。对于衰弱且不能自主进食的患者，可采用管饲。一旦能经口进食，则鼓励患者经口进食。

（2）手术后的长期营养治疗：术后长期营养治疗的目的是预防与营养相关的远期合并症，如肥胖、高脂血症、高血压、糖尿病、骨质软化症等。每日每千克体重供给能量 30～35 克，蛋白质 1.0～1.2 克，糖类占总热能的 55％～60％，脂肪占 30％。同时注意补充各种维生素和矿物质。

（3）宜用食物：乳类、豆类及其制品、鱼肉等富含优质蛋白的食物，新鲜蔬菜和水果等含维生素和矿物质的食物。主食选择面包、馒头、花卷、包子等发酵面食，术后早期可用管饲必要饮食，以减轻移植肝的负担。

（4）烹调方法：饮食要清淡，菜肴加工应采用蒸、煮、炖、熬等方式，使食物易消化吸收。

（5）忌用食物：动物油脂、油炸食品；不可暴饮暴食，若一次大量摄入食物，易加重肝脏负担；少食辛辣刺激食物；绝对禁酒。

专家提示

肝硬化伴腹水者还不宜喝汽水及可产生气体的饮料，以免加重腹胀。伴脾胃虚弱者不宜喝冰镇饮料，因为胃内温度近 50℃，冰镇饮料入胃可使胃血管收缩，减少消化液分泌。

各类肝病的家庭食疗菜谱

下面推荐几款腹胀的食疗菜谱。

1. 葱油萝卜丝

原料：白萝卜 250 克，香菇 25 克，大葱 25 克，调料适量。

做法：香菇、大葱、白萝卜切成丝，油锅中放入葱花、调料，将切好的萝卜丝放入锅中炒熟即可，可随意食用。

功效：顺气宽胀，消食和胃。

2. 金橘粥

原料：金橘 5 个，大米 100 克。

做法：金橘与大米同煮成粥，每日 1 次，连服 7 天。

功效：开胃宽胸，疏肝理气。

3. 萝卜酸梅汤

原料：萝卜 250 克，酸梅（乌梅）2 个。

做法：萝卜洗净，切片，与酸梅入锅加水同煮。饮汤。

功效：行气消食，和胃宽胀。

4. 葱油橘皮萝卜丝

原料：葱（连葱白）5 根，鲜橘皮 50 克，白萝卜 500

克，香菇 50 克，调料适量。

做法：香菇、橘皮、萝卜洗净切丝，萝卜加盐腌渍片刻，去渍水；油锅内放入青葱煸炒，加香菇、橘皮丝调料调味后与萝卜丝拌匀即可。当天分次食用。

功效：顺气宽胀，消食化痰。

5. 大黄茶

原料：生大黄 10 克（可加橘皮 5 克）。

做法：生大黄用沸水冲泡，当茶频饮。每日 1 次，连食 3～5 天。

功效：清热燥湿，行气宽胀。

6. 荸荠蕹菜汤

原料：荸荠 10 只，蕹菜 200 克。

做法：荸荠去皮，和洗净的蕹菜加水共同煮汤，每日 1 次，连食 7 天。

功效：清热祛湿，通便消积。

7. 金针菜汤

原料：金针菜 30 克。

做法：金针菜沸水浸泡洗净后，加水煮汤，代茶饮。每日 1 次，连食 7 天。

功效：清热利湿。

专家提示

养肝重在睡眠。许多专家都指出，正是由于阴阳颠倒的生活习惯损害了肝脏健康。如果在春季进行食疗的同时，再加上充足的休息，一定能将养肝进行到底。

出现肝腹水的患者应该怎么吃

出现腹水的患者往往伴随上消化道静脉曲张，这时候吃东西要特别注意，一方面要补充足够的营养，另一方面要注意食物中所含的纤维成分，因此在提供高热量、高蛋白、高维生素和适量脂肪的同时，还需强调少渣软食，少量多餐。吃东西的时候要细嚼慢咽，食物要细软易消化，防止已有静脉曲张的食管静脉破裂出血。要控制钠盐的摄入，每日以 2～3 克食盐为宜，盐多了会加重水的潴留，对减少腹水不利。

另外，有腹水的患者要少食或不食含小苏打的碳酸饮料。切记要忌烟酒、油炸、粗纤维、硬果类食品及带碎骨、带刺的食物，以避免引起上消化道静脉出血。可选用有利尿消肿和活血化瘀作用的食物，如冬瓜、玉米须、薏米仁、桃仁等。

有腹水的患者宜选用下面的食疗菜谱。

1. 三瓜汤

原料：冬瓜、黄瓜、西瓜各 100 克。

做法：将三瓜洗净，连皮煮后，吃瓜喝汤。

功效：清热解毒，利水。

2. 冬瓜粥

原料：连皮冬瓜 100 克，大米 50～100 克。

做法：冬瓜洗净，切小块，与大米加水煮粥饮食。每日

1 次，连服 7 天。

功效：利尿消肿。

3. 四红益肝利湿汤

原料：红小豆 60 克，花生米（连衣）30 克，大枣 10 枚，红糖 25 克。

做法：红小豆、花生米洗净，加水煮熟，加入大枣煮至枣熟，再加入红糖调味，分早晚 2 次饮用，每日 1 剂，连用 7 天。

功效：健脾利湿，行水消肿。

4. 荸荠煮猪肚

原料：荸荠 10～15 个，猪肚 250 克。

做法：新鲜荸荠去皮，洗净，切片，猪肚洗净，切小块，与荸荠加水同煮，食肚饮汤。每日 1 次，连食 7 天。

功效：利尿退黄，补中益气。

5. 鲤鱼赤豆汤

原料：鲤鱼 200～250 克，赤小豆 30 克。

做法：鲤鱼去鳞，洗净内脏，与赤小豆加水合煮，饮汤。每日 1 次，连食 7 天。

功效：利水消肿。

6. 薏苡仁煮鲈鱼

原料：鲈鱼 200～250 克，薏苡仁 30 克。

做法：鲈鱼去鳞，洗净内脏，加水与薏苡仁同煮，饮汤吃鱼。每日 1 次，连食 7 天。

功效：健脾利水，渗湿。

7. 全鸭冬瓜汤

原料：鸭1只（500克），瘦猪肉100克，冬瓜500克，海参、薏米、芡实各50克。

做法：鸭去内脏，与带皮冬瓜、猪肉、海参、芡实、薏米共煮至鸭肉熟烂，调味后食用，分2天食完。

功效：滋阴养血，利水消肿。

8. 鲫鱼赤豆商陆饮

原料：鲫鱼200～250克，赤小豆50～100克，商陆3克。

做法：鲫鱼去鳞，洗净内脏，与赤小豆、商陆加水煮熟，饮汤。每日1次，连食7天。

功效：补虚健脾，利水泻水。

专家提示

汤疗是饮食疗法的重要组成部分，对肝病患者日常健康有着不可忽视的作用，但汤疗不能代替药疗，这一点一定要牢记。

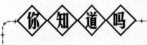

肝病患者不宜喝低劣饮料

所谓低劣饮料，包括"三精水""橘子水"等饮料。这类饮料皆由色素、香精和糖精混合而成；此外，肝病患者还不宜喝不合格的河水、井水制成的橘子水；不宜喝用旧瓶、旧罐装的自制的低劣饮料等。这些饮料饮用后对患者的健康不利，甚至还可加重病情，所以选购饮料时要"五看一闻"，"五看"：看标签、看色泽、看有无杂质、看是否混浊、看出厂日期和厂址；"一闻"：开瓶后闻有无异味等。

食欲减退的患者要合理选择食物

对食欲减退的患者来说，营养上主要是要合理调配食物，可选择一些保护性食物，如牛奶、鸡蛋、瘦肉、鱼、新鲜蔬菜和水果、豆类制品等。严禁暴饮暴食。另外，还可根据季节的不同，选用时鲜美味的可口食物，如嫩笋、鲜玉米、蘑菇、活鱼、活虾等。

可选用能促进消化、健脾胃的食物，如山楂、藕粉、菌类、新鲜蔬菜和水果等，不仅能增加食物纤维的摄入量，促进肠蠕动，还有助于消化和排泄。忌食油炸、油腻及生冷易产气的食物，还要保持良好愉快的就餐心情，以增加食欲。

以下是一些益于食欲减退患者的菜谱。

1. 萝卜丝肉饼

原料：白萝卜 250 克，面粉 250 克，瘦肉 100 克，调料适量。

做法：白萝卜洗净、切丝，与肉馅一起加入调料做馅，用面粉包成馅饼，入油锅烙熟食用。

功效：消食开胃，行气宽中。

2. 山楂粥

原料：山楂 30 克，大米 60 克，白糖 10 克。

做法：山楂加水煮熟，去渣取汁，与大米、白糖加水煮粥食用。每天 1 次，连食 5 天。

功效：消食除滞，健脾开胃。

3. 橘茶饮

原料：金橘、蜜糖或白糖适量。

做法：金橘洗净，去核，压扁，放入糖中浸渍，每次 1～2 只，用沸水冲泡，分次代茶饮用。每日 1 次，连食 3 天。

功效：行气宽中，疏肝理气。

4. 白萝卜汁

原料：白萝卜 1000 克。

做法：白萝卜洗净、绞汁，分 2 次服用。

功效：顺气消气，护肝消脂。

5. 蜜饯橘皮

原料：鲜橘皮 250 克，蜂蜜 100 克。

做法：橘皮洗净，切条，用蜂蜜浸渍 1 周后服用。每次 10 克，用沸水冲泡。代茶频饮，也可当蜜饯食用。

功效：行气开胃，促进食欲。

6. 梅花粥

原料：梅花 10 克，大米 100 克。

做法：用大米煮粥，煮好时加入洗净的梅花稍煮即可。

功效：开胃生津，疏肝解郁。

7. 莲子猪肚

原料：猪肚 1 只，莲子 50 克，调料适量。

做法：猪肚洗净，莲子泡发去心，放猪肚内，口缝好，加水烧开，小火焖至酥烂，取出切丝，加香油等，即可食用。

功效：健脾养胃，增加食欲。

8. 山药扁豆粥

原料：山药 50 克，白扁豆 15 克，大米 30 克。

做法：大米、白扁豆加水煮粥，煮好时加入山药煮烂。每日 1 次，连食 3～5 天。

功效：温中健脾。

专家提示

烹调时要注意菜肴的色、香、味、形，以促进食欲。

出现低蛋白血症的患者吃什么好

对于出现低蛋白血症的患者，饮食上要供给足够的热量，碳水化合物宜 300～400 克/天。供给含维生素丰富的新鲜蔬菜、水果，特别是含维生素 C、维生素 B、维生素 K 和铁丰富的食物。多选用优质蛋白，如鱼、蛋、奶、豆类等。忌食烟、酒及有害肝脏的食物。有肝性脑病先兆的患者，应严格限制蛋白质的摄入。

低蛋白血症的患者该怎么吃呢？

1. 冬瓜炖鸭汤

原料：冬瓜 200 克，鸭 250 克，海参 50 克，调料适量。

做法：将鸭洗净，与海参、冬瓜一起加水煮至鸭肉烂时，调味食用。每日 1 次，连食 10 天。

功效：滋阴养血，利水消肿。

2. 黑豆莲藕乳鸽汤

原料：乳鸽 1 只，莲藕 250 克，黑豆 50 克，红枣 4 枚，调料适量。

做法：将鸽去内脏后洗净，藕洗净、切块，红枣去核，黑豆先炒至豆衣裂开，将上述诸物加水炖熟，用调料调味，分次服用。

功效：滋补肝肾。

3. 银耳炖鸽

原料：白鸽 1 只，干银耳 15 克，瘦猪肉 100 克，火腿 25 克，调料适量。

做法：银耳水发、洗净，白鸽洗净，与切片的猪肉炖熟，加入银耳、调料再炖 1 小时，即可分次食用。

功效：益气养阴。

4. 党参黄芪炖鹌鹑

原料：党参 20 克，黄芪 30 克，鹌鹑 2 只，调料适量。

做法：鹌鹑洗净，放入调料，与党参、黄芪隔水蒸熟后即可食用。

功效：健脾益肾。

5. 鸭肉海参汤

原料：鸭肉 250 克，海参 50 克，调料适量。

做法：鸭肉洗净，海参水发、切片，共入锅中加适量水煮汤、调味。分次食用。

功效：滋阴益气，养胃生津，适宜气阴两虚型患者。

6. 甲鱼二子汤

原料：甲鱼约 250 克，女贞子 15 克，枸杞子 30 克，调料适量。

做法：甲鱼洗净，与女贞子、枸杞子加水煮汤至甲鱼烂后，调味服用。

功效：适宜于肝肾阴虚者，滋补肝肾。

7. 冬虫夏草炖鸡

原料：冬虫夏草 3 克，鸡肉 150 克，调料适量。

做法：鸡肉洗净、切块，与冬虫夏草同放碗中，加水适量，隔水炖至鸡肉烂熟，加调料调味，食肉饮汤。每日 1 剂，连食 20 天。

功效：适宜于脾肾阳虚者，健脾益肾。

8. 熟地黄粥

原料：熟地黄 30 克，大米 100 克。

做法：熟地黄用纱布包好，加水煎汁呈黄色，入大米煮粥，煮好后去熟地黄，食粥。每日 1 次，连食 15 天。

功效：滋补肝肾。

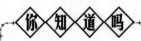

在日常饮食中，肝炎患者可多食用一些能抗癌的食物，如米糠。米糠中不仅含有丰富的 B 族维生素，能够保护肝脏，而且米糠纤维吸附致癌有害物的效果相当好。

你知道吗

选择汤料要注意季节特点

春季，湿邪极易伤害人体，使人们出现倦怠、精神不振、易疲劳、食欲欠佳等不良反应，对肝脏的生发功能极为不利。此时，宜去湿健脾护肝。可用玉米须 60 克，鲜蚌肉 20 克，加适量水，煲汤饮用；白眉豆 100 克，生苡仁 100 克，鲜鲫鱼 250 克（去肠脏），煲汤食用。

可益阴柔肝的靓汤

慢性肝病患者在进行药物治疗的同时，可辅以一些传统的食疗方法，这对疾病的恢复很有好处。下面介绍几种可益阴柔肝的汤。

（1）红枣枸杞子汤。红枣含多种糖类，可为肝脏提供各种营养和能量，含有大量的维生素 A、维生素 B_2 和维生素

C 等，能保护肝细胞膜抗氧化。枸杞子含维生素 A、维生素 B$_1$、维生素 B$_2$、维生素 C 及钙、磷、铁等矿物质，能补血、降压，抑制脂肪在细胞内沉积，并促进肝细胞再生；还可以降低血脂和胆固醇。本品主要适用于肝硬化、脾功能亢进患者。

（2）菊花绿豆汤。绿豆含蛋白质、脂肪及碳水化合物，还含胡萝卜素和钙、磷等矿物质，与菊花同煮能增加清热解毒、利尿降压的效果，对降低门静脉压力和治疗腹水有辅助作用。

（3）香菇芝麻肉汤。香菇含有多种人体必需的氨基酸和微量元素，如铁、铜、锌、硒等，也含有几种多糖，食用本品不仅能提高身体免疫力，而且可促进细胞膜再生。芝麻中含有大量的不饱和脂肪酸和丰富的维生素 E，能降低血脂和甘油三酯的水平，消除肝内脂肪，对慢性肝炎和脂肪肝有一定的治疗作用。

专家提示

用黄豆制成的，含优质蛋白、人体必需氨基酸和矿物质的鲜豆浆十分适合肝病患者喝。这是因为豆浆可参与肝脏合成蛋白质，有消肿利尿、清热降火作用，有助于降低门脉压，还可阻止肝硬化发展，给肝细胞提供各种营养物质。

肝病患者在做粥时，一定要注意把握粥的火候，熬煮时间宜长不宜短，熬粥用的锅以沙锅为宜，最好不要用铁锅。

急性肝炎的饮食调养

急性肝炎患者的饮食要分期而异。

（1）急性期。在肝炎的急性期，使患者身心都能安静的疗养是最重要的。此时患者有发热、黄疸、恶心、食欲不振等现象，所以无法吃太多的东西。因此，我们应该让患者喝营养价值高的牛奶。患者营养不足时，应适量输液，我们可以看情况让患者吃流质或半流质的饮食。这些患者饮食中的糖分可以多一些，但味道不要太浓。

（2）恢复期。黄疸消退后，患者的食欲增强。这段时期的饮食会影响疾病的恢复程度，为了使有病的肝脏尽快恢复功能，患者需要大量的营养，这时患者应吃高蛋白质、高热量食物，而且在质和量方面都要充分。

专家提示

肝炎病人最好吃煮花生，这样可将花生仁和花生衣同吃，花生同红枣、红小豆煮食，疗效更好，因红枣能安神补血，红小豆有利尿消肿、解毒排脓的作用。

冬季治疗肝病的食疗方

冬季是肝病的高发季节。在这一季节中，肝病患者应适量补充蛋白质，足量补充维生素，适当补充微量元素和限制脂肪、糖的摄入量，下面介绍几种适合在冬天食用的食疗方。

1. 慢性肝炎

（1）黄芪山药羹。黄芪 30 克，洗净；鲜山药 150 克，切成薄片。先将黄芪放锅内，加水适量，煮半小时，滤去药渣，再放入鲜山药片，再煮半小时，加盐或糖调味即成。

适用人群：精神疲乏、气短懒言、面色苍白、大便稀薄者。

（2）虫草炖鸭。家鸭 1 只，约重 1500 克，宰杀后去净毛，剁去爪，剖除内脏，清洗干净；冬虫夏草 10 克。将鸭放入沙锅内，上面放冬虫夏草、姜片，先以武火烧沸，后用文火慢炖 1 小时，待鸭煮烂后，加入盐、味精调味即成。

适用人群：慢性肝炎免疫功能低下、肝功能长期不能恢复者。

2. 肝硬化

（1）鲫鱼黄芪汤。活鲫鱼 1 条，重约 400 克，去鳞及内脏，抠去鳃，洗净；黄芪 30 克，切片，洗净，用纱布袋装好，扎紧口。先将盛黄芪的药袋入锅，加水适量，煮约半小时；再下鲫鱼同煮，待鱼熟后，捞去药袋，加入姜、葱、盐、味精调味即可。

适用人群：对肝硬化腹水有辅助治疗作用。

（2）桃仁粥。桃仁 15 克，粳米 50 克。先将粳米淘洗干净。桃仁去皮，放入锅中，加水 500 毫升，小火煎约 30 分钟，取药液，弃渣。将桃仁液和粳米同煮，加水适量，大火烧开后，小火至米烂粥成。每日 1 次，空腹食用。

适用人群：有利于肝硬化的辅助治疗。

3. 脂肪肝

（1）茯苓粉粥。茯苓 30 克，粳米 50 克，红枣 10 枚。将红枣洗干净，粳米淘洗干净。红枣、粳米入锅，加水 600 毫升，武火煮沸后，改用文火熬成粥。

适用人群：具有健脾除湿的功效，对脂肪肝、形体肥胖者较适宜。

（2）山楂荷叶茶。山楂 15 克，荷叶 12 克。将山楂洗干净，去核，切碎。将荷叶洗干净，晒干，切成丝。两药混匀，沸水冲泡，闷约 20 分钟即可。

适用人群：脂肪肝肝区不适、脘腹胀满、恶心欲吐者。

4. 酒精性肝病

（1）赤小豆薏米粥。

赤小豆、薏米各 50 克，加水共熬成粥。

适用人群：具有健脾利湿、解毒的作用，适用于酒精性脂肪肝、酒精性肝炎患者等。

专家提示

肝病患者在冬季还应注意两个方面，一是心情愉悦胜过苦口良药，二是切忌因天气寒冷而放弃户外活动。

第 6 章

科学运动　强肝健体

　　生命在于运动，运动对于健康的体魄来说是至关重要的，对肝病患者来说，适度、合理的运动同样对健康有利。但在这里须特别提醒肝病患者，在运动之前最好做一个全面的检查，然后根据个体条件选择适宜的运动项目。

健康测试

肝病患者，你的运动量够吗

肝病患者每天应进行多大的运动量才合适呢？一般来说，个人的运动量可能很难掌握，但美国的一位教授经过多年的潜心研究，设计出了一个测定个人运动量的方法。这个方法既简单又便于使用，肝病患者有空时不妨测试一下吧。

睡眠：每睡一个小时记 0.85 分。计算一下你每天睡几个小时，就按这个单位的乘积记分。

静止活动：包括案头工作、阅读、吃饭、看电视、坐车等。这些活动的运动量最低，把消耗在这些活动上的时间加起来，以每小时记 1.5 分计算。

步行：如果是悠闲缓慢的散步，每小时记 3 分；如果是快步走，每小时记 5 分。

户外活动：慢跑每小时记 6 分，快跑每小时记 7 分；游泳、滑冰每小时记 8 分；各种球类运动和田径运动每小时记 9 分；骑自行车每小时记 4 分；做体操、跳舞每小时记 3 分。

家务劳动：每小时记 5 分。

测试结果

当你结束一天的各项活动之后，就可将各项活动的分数加起来。如果你获得的总分数在 45 分以下，说明你的运动量不够，应设法增加自己的活动量；如果你的总分数在 45～60 分，说明你的运动量正合适；如果你的总分数超过了这个限度，说明你的活动量已经过度，对身体没有更多的益处，你应该调整一下自己的运动量了。

适合慢性肝炎患者的运动项目

运动锻炼有助于减轻慢性肝炎患者常有的神经官能性症状，如神经过敏、失眠或情绪低落等；还有助于活跃腹腔血液，减轻肝脏瘀血，增进食欲，改善消化和吸收功能等。

那么，适合肝炎患者的运动有哪些呢？不适合的运动又有哪些呢？

慢性肝炎患者不宜做双杠、单杠、举重等运动，因为做这些运动需要屏气用力，会使腹肌过分紧张。常常听到有些慢性肝炎患者说："腹部运动做多了，肝区有不舒服的感觉。"这是因为强烈的腹部运动，如仰卧起坐、骑自行车运动，会造成腹肌收缩和松弛，腹内压变动较大，肝脏包膜受到牵扯，因而肝区可能会感到不适。

慢性肝炎患者适合做那些普通的放松性的腰腹运动，如站立位做转体运动、侧体运动等，但做时要轻松，呼吸要自然，幅度不要太大。

肝炎患者每次运动时间不要过长，不要强调运动量，应该在疲劳出现之前结束运动，因为肝炎患者的耐力较差，而且易发生低血糖、疲劳等情况。每天体育运动的时间（气功和散步时间不包括在内）不要超过半小时，可在上、下午各进行 1 次。同时要注意从小量开始，循序渐进，在逐渐适应的基础上逐步增加活动量。不要在饭后或饥饿时进行运动。

　　肝炎痊愈后的一年，如没有任何症状，肝功能正常，且能适应日常活动，就可以根据体力情况，逐渐恢复原来运动量的锻炼。如在身体检查时发现肝大，但没有肝炎临床表现和其他症状，应在一个月内暂停剧烈运动，只做较轻的运动，如做广播操、打太极拳等，同时应密切观察健康情况和运动后的反应。若经过一个月的观察和复查，一切良好，肝大也恢复到正常范围，运动量可稍增加。如果连小的运动量都不能适应，且有肝区疼痛、容易疲劳等现象出现，就应该减少运动量，甚至暂停体育运动，并做进一步明确诊断。

专家提示

　　患有慢性肝炎或肝炎综合征（肝炎已痊愈，只遗下若干轻微症状）的人，只要肝功能正常或接近正常，且经一段时间观察状况较稳定，自觉症状不明显，就可以参加运动锻炼。

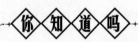

肝病患者运动时不宜太饱或太饿

　　如果肝病患者在饥饿时运动，体内血糖过低，肝糖原要分解，会增加肝脏负担。正确的方法是在运动前半小时进食产热量 418~836 千焦（100~200 千卡）的食品，如一杯麦片或果汁；也可吃几块奶糖或巧克力。另外，运动中应每 20 分钟饮半杯至一杯水。体力充沛、运动时间超过 1 小时者，可选用运动员保健饮料。含有咖啡因、果糖或带二氧化碳的汽水和饮品，不是运动时的理想选择。

散步——肝病最佳的运动项目

医生常对肝病患者说要注意休息，那么，肝病患者可以运动吗？选什么运动项目最好呢？

经过长期的观察研究，专家们认为，散步是肝病患者最好的运动选项。

散步，是一种走路的方式。1992 年世界卫生组织提出：最好的运动是步行。《黄帝内经》也早有"广步于庭"的保健名言。对于心、肝、肾等脏器有问题的人，跑步会加重血氧供应不足，而采用散步的方法，每跨一步脚底所受的冲击是体重的 1~2 倍，仅为跑步的 1/3 左右，最宜于肝病患者的保健和康复。

当然，如何选择散步运动的时机，并用好散步这一"法宝"，其中还大有学问。

一般而言，把握散步的原则是：走多走少，因人而异，步调快慢，辨病制宜。具体的方法有如下几点。

（1）半卧于床，争取散步。凡需要卧床休息的肝病患者，虽然每天有大部分时间在输液，或自觉周身无力，懒于起床，但也应争取一切可以散步的机会，如在床旁、房间内或走廊里走一走，哪怕走几分钟，对身体也很有益。

（2）病情反复，适时散步。凡病情时轻时重的患者，在病情稍有好转，且医生允许活动时，都应抓紧时间散步，并随时根据病情，自己调整散步的时间和速度。

（3）阴虚内热，赤脚散步。不少慢性肝病患者自觉口干舌燥、心烦易怒，特别是手脚心发热、不舒服，这是久病耗伤、阴虚内热所致，应采用赤脚散步的方法，尤以在铺有卵石的路面上散步效果最好，因为通过脚底按摩、穴位刺激，可以起到保肝益阴、舒筋活血的作用。

（4）肝气郁结，结伴散步。肝病一般病程较长，很多患者因担心病情恶化而惶惶不安，甚至对疾病能否康复缺乏信心，这种心理状态对治疗极为不利。专家建议患者应每天与家人、亲朋相约结伴，一起散步，通过亲情的交流，别有一番舒肝解郁之效。

（5）腰膝酸软，倒行散步。倒行，即反其道而行之，一般散步是前进，而倒行散步，则是一步步往后退。据观察，倒行的优点是能较好地让腰椎骨骼、腓肠肌、背阔肌等得到必要的锻炼，能有效地缓解因慢性肝病引起的腰膝酸软等症。

（6）失眠多梦，睡前散步。肝病不论在早期还是在晚期都会让患者产生睡眠障碍。尤其是在早期阶段引起的苦恼、焦虑、恐惧等症，最容易让患者出现失眠多梦现象；因为大多数安眠药都要经过肝脏解毒，故不能用安眠药来帮助患者入眠，这样患者躺在床上睡不着，越害怕、紧张，越无法放松，往往使失眠更加严重。因为"放松"是睡眠的重要前提，那有什么办法能让肝病患者的精神、心理和身体放松呢？最好的方法莫过于散步，尤其是睡前在绿树丛中散步后，能让患者轻松安然地入睡。

专家提示

散步，关键在于一个"散"字。散，没有约束；散步，随便走走，像蓝天轻轻飘动的白云，也像绿树山野缓缓流动的溪水，自然放松，无忧无虑，恬静逍遥，故也有"散心"的说法。

脂肪肝患者的运动处方

运动处方由 5 项基本要素组成，即运动种类、运动强度、运动持续时间以及运动实施的时间带和实施的频率。脂肪肝患者运动所消耗的能量多少主要取决于这 5 项基本要素，故实施运动疗法应方法合理可行，否则不仅不能产生预期的效果，甚至可能使病情恶化。

为了使运动疗法安全、有效地实施，应以运动前记载的各项检查结果为基础，根据每个人的具体情况制定个体化的运动处方。在开始运动前要有一个准备阶段，时限一般为10～15天。可以做一些轻便的运动、调整呼吸的运动，使心血管功能逐步增强。待身体适应体力活动后，就可逐步过渡到选择强度较大的肌肉锻炼和以时间较长的耐力锻炼为主的运动项目。另外，要重视运动后的放松活动。

脂肪肝患者的运动项目应以低强度、长时间的有氧运动为主。以有氧代谢为特征的动力性活动对脂肪肝患者降脂减肥、促进肝内脂肪消退的效果较好。脂肪肝患者应根据自己的爱好、原有的运动基础、肥胖程度、体质、居住环境以及年龄等因素，选择不同类型的有氧运动项目。运动的种类尽可能不需要特别的技术和器械，最好是不论在什么地方、什么时间都能实施，运动强度也不宜过强，以有利于调节为宜。

有人认为，脂肪肝患者最好的运动是步行，因为步行自始至终是有氧运动，且最符合人体生理解剖特点；并且，有研究表明，在相同的速度和距离上，跑步的减肥作用比步行差。

日常事务活动被动的体力消耗并不一定很大，但劳神耗时带来的疲劳感却很明显，况且常常是身体局部的感觉过强，如久站后腰酸背痛等。因此，对于整日忙于工作或家务的脂肪肝患者，仍应进行短时的全身性锻炼。

另外，减肥降脂运动能否取得满意的效果，往往取决于运动量的大小是否掌握得当。运动量过小，不能消耗多余的热量，减肥效果就不理想；运动量过大，超过身体的负担能力，又会造成过度疲劳和运动性损伤及血压升高等不良反应，更影响健康。

合乎目标的运动程度要比日常活动稍强，最大吸氧量的60％的强度运动，减肥降脂效果最为显著；而低于最大吸氧量的40％的运动，则起不到减肥的作用。由于最大吸氧量与最高心率密切相关，因此，强度目标常用心率或脉搏衡量。脂肪肝患者运动时心率或脉搏至少应维持在每分钟100次以上，最多不超过（200－年龄）次的程度。要是锻炼后的心率和预计值差不多，说明运动量合适。要是低于这个得数5次以上，说明运动量过小；而超过这个得数5次以上，则说明运动量过大。

应注意心率并不总是与运动强度相关，并且，有些患者很难正确测定心率。因此，对于脂肪肝患者来说，往往不以心率作为运动强度的目标。

脂肪肝患者应根据运动后的劳累程度和脉搏来选择适当的运动量，以运动时脉搏加快、持续30分钟以上，运动后疲劳感于10～20分钟消失为宜。亦有人认为，运动量之大小以达到呼吸加快，微微出汗后再坚持锻炼一段时间为宜。锻炼后若有轻度疲劳感，但是精神状态良好，体力充沛，睡眠好，食欲佳，说明运动量是合适的；若是锻炼后感到十分疲乏，四肢酸软沉重，头晕，周身无力，食欲欠佳，睡眠不好，第二天早晨还很疲劳，对运动有厌倦的感觉，说明运动量过大，需要及时进行调整。

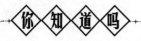

专家提示

锻炼过程中如果出现呼吸困难、面色苍白、恶心呕吐等情况时，应立即停止运动，必要时可采取相应的处理方法。

你知道吗

肝病患者运动后不宜吃冷饮

运动后不宜马上吃冷饮，最好喝温热饮料。因为人在运动时产生的热量会增加，胃肠道表面温度也会急剧上升。据测定，人运动1小时所产生的热量能把6千克水烧开，如果运动后吃大量冰块、冰砖、冰淇淋、冰汽水等，它们的强冷刺激会使胃肠道血管收缩，减少腺体分泌，导致食欲锐减、消化不良，对肝脏康复是有害无益的；并且骤冷刺激，进而使胃肠痉挛，甚至诱发腹痛、腹泻，牙齿、咽喉因冷刺激而产生功能紊乱，可继发炎症。

慢性肝病患者的运动攻略

慢性病毒性肝炎同时伴随消化系统、内分泌系统、神经系统、免疫系统功能的损害，呈恶性循环状态，人体自身抗病毒能力随着病程的延长而逐渐降低，而目前全世界又无特效抗病毒药物，这是病情迁延的根本原因。因此，慢性肝病患者应该做好自我健康管理，主动调动自身的抗病毒能力，从饮食、运动、心理调试以及临床药物等方面全方位提升健康指数，这是控制病情、促进康复的先决条件。本文主要针对肝功能相对正常的慢性肝病患者的运动提供建议。

1. 运动方式——选择松弛身心的运动

肝脏的血液供应受植物神经支配，当人们紧张的时候，人体血流会重新进行分布，心脏、大脑以及肌肉等的血液供应增加，而肝脏的血液供应相对减少，所以，选择让神经放松的运动是最佳方案。比如练习气功，或者在安静场所打打太极拳，或者散步等。这样可以促进肝脏的血液供应，从而达到濡养肝脏的目的。当然这里所说的放松不仅仅是指心情平静，而是指没有任何紧张兴奋的情绪。跑步、器械训练都不属于精神放松的状态。

2. 运动时间

肝功能相对正常的慢性肝病患者每次的运动时间可以控制在 30～60 分钟。不要过长，不要强调运动量，不要凭个人毅力坚持运动；应该在疲劳感出现时即结束运动，这是因为肝炎患者的血糖调节能力有所下降，极易感到疲劳。

3. 躺着休息

人体在静躺的时候，通过肝脏的血液达到总血流量的 60％，而站立时仅为 30％，紧张激动的时候就更少了，所以医生建议慢性肝病患者应动静结合，动则缓，静则躺。

总之，恰当的运动是身体修复的前提，对于慢性肝病患者来说，是提升自身免疫能力的必要条件。尽管改变生活方式是件困难的事情，但是如果这种改变能换来健康，就没有克服不了的困难，因此专家建议慢性肝病患者及早改变对肝病治疗不好的生活习惯，生命才会有奇迹发生。

专家提示

慢性肝病患者要注意从少量运动开始，循序渐进，在逐渐适应的基础上逐步增加活动量。不要在饭后或饥饿时进行运动。

肝病患者夏季运动要做到三个最佳

夏季天气闷热，不适当的运动会使身体大量出汗，引起体内水分和电解质的丢失，使得能量大量消耗，肝脏血流相对不足，进而影响肝脏细胞的营养滋润，造成肝脏组织损伤和人体抵抗力下降。因此，肝病患者夏季运动要注意以下 3 个最佳。

（1）最佳运动时间：吃完晚饭 1 小时后。肝病患者，特别是肝功能异常者，其耐受力较正常人差，易疲劳，在高温状态下活动更容易中暑，从而会加重病情。因此，要尽量避免在阳光下暴晒。晚饭 1 小时后，一般在 19～21 时之间，人体的各项功能处于平稳状态，全身血液分配均衡，最适合肝病患者进行运动。

（2）最佳运动强度：根据症状决定。总的原则是以不疲劳、每次活动微微出汗为度。在锻炼过程中，若感到肝区部位胀痛、全身乏力不适，应停止运动，并平卧休息，以增加肝脏的血流量，减轻肝脏的负担。

（3）最佳护肝措施：运动前要休息 30 分钟。吃完饭后要静坐休息至少 30 分钟，然后再去散步。这对肝脏的保养，尤其是对有肝病的人来说是非常必要的。

专家提示

由于天气的原因，肝病患者在夏季特别容易放弃运动。这时，肝病患者应努力坚持下去，这样才能取得良好的养肝、护肝效果。

乙型肝炎患者千万不可过量运动

乙型肝炎患者的运动原则是：运动强度适当、持续时间适宜、运动形式多样。可以选择乒乓球、羽毛球、健身跑（走）、韵律操、太极拳（剑）、游泳等有氧运动。但由于各个患者的体质、病情等不同，所做运动也有所区别。

若以调理心肺功能为主，则可以选择健身跑、简化太极拳、放松操，且运动时应注重动作的柔和及呼吸的均匀。

若以增强柔韧、灵敏为主，可以选择关节操、乒乓球，且运动时应注重运动形式的多样化。

若以发展全面素质为主，可以选择韵律操、投篮、跳绳，运动时应注重运动的休闲娱乐和心理的愉悦放松。

不管运动以何种类型为主，运动持续时间均为每次 20～30 分钟，运动频率均为每周 3～4 次。且每个人可根据自己的年龄、体质、疾病的轻重不同，来摸索出适合自己的运动量。总的原则是以不疲劳、每次活动以自觉微微出汗为度。另外，在锻炼过程中，还应加强自我监督和临床检查，随时注意身体反应，特别是肝区部位的感觉。若感到肝区部位胀痛、全身乏力不适，应停止运动，平卧休息，以增加肝脏的血流量，减轻肝脏的负担。

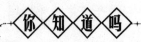

专家提示

肝病患者运动后如果食欲好转，身心愉快，乏力症状减轻，肝功能有所改善，则可在此基础上量力而行地增加活动量。

你 知 道 吗

太极拳对肝病患者的好处

太极拳是我国传统的养生运动，肝病患者经常打太极拳，可增进血液循环，加强肝病患者机体的免疫功能，舒缓心情，防止病情进一步恶化。太极拳动作缓慢，呼吸深长，是较好的有氧运动，能加速血液循环，增强内脏功能，对呼吸和消化系统病症、心血管、关节炎、神经衰弱等慢性病的调养颇为有效。同时，太极拳强调中气、动静兼修，自始至终必须气沉丹田，心无旁骛，久而久之，中气盈溢，行于手臂，达于周身，节节贯穿，百脉畅通。太极拳讲究用意，即用意识支配肢体，进行缓慢的活动，不仅可以增强大脑中枢神经功能，还能保持精神饱满，增强记忆力。太极拳的动作始终为持续不断的弧形动作，这使全身肌肉群和肌肉纤维共同参加活动，能够拉长肌肉，活动关节。太极拳的动作讲究匀、慢、圆、柔，手脚相随，连绵运动，可使人体骨髓、肌群、关节、血管、韧带组织得到有节奏的舒展、运动，从而使身体匀称，关节灵活，身材健美。

脂肪肝患者运动前先体检

运动可有效减少内脏脂肪含量，改善胰岛素的抵抗力，进而减少肝内脂肪沉积，防止脂肪肝恶化，减轻脂肪肝的程度。运动对多数脂肪肝患者来说是有益的，对肥胖型脂肪肝患者来说更是如此。

不过，脂肪肝患者运动前最好能做个全面的体检，以排除心、脑、肾等器官的并发症。如果真有问题，千万别盲目运动，否则很容易发生意外。即使一定要运动，也须在医生的指导下进行。此外，因妊娠、营养不良、毒物、药物等原因导致的脂肪肝患者也最好别自行运动。

那么，什么样的运动对脂肪肝患者来说最为适宜呢？通常，中等强度的有氧运动就行。患者可以根据自己的兴趣爱好及作息时间，合理安排自己喜欢的运动方式，如慢跑、骑自行车、上下楼梯、打羽毛球、跳绳、游泳等。每次 30～60 分钟，每周坚持至少 3～5 次。其中最佳的运动方式则是大步快走，且每次至少走 3 公里。

运动过程也要注意循序渐进，应逐渐增加运动量，以将心率控制在每分钟 125 次的中等强度范围以内、运动后疲劳感于 10～20 分钟内消失为宜。锻炼后如有轻度疲劳感，但是精神好，体力充沛，食欲、睡眠俱佳，说明运动量正合适。

需要注意的是，每次运动前最好适当热身 5～8 分钟，活动四肢关节、颈、腰，以防肌肉、韧带损伤，运动后不要马上坐卧休息，应适当放松，使心率、呼吸逐渐恢复至运动前的水平。

专家提示

老年患者运动时别离家太远，尽量和朋友一起去。同时，应随身携带急救药品及健康记录卡，以便出现意外情况时能得到及时救助。

肝病患者宜循序渐进地运动

　　运动可以增强机体的功能，促进新陈代谢并增加机体的抵抗力，而且可以改善患者的心理状态，调节患者的情绪。对肝病患者而言，一定要进行科学的适度运动。但慢性肝病患者在运动时一定要循序渐进，运动量不能太大。以不感觉疲劳为准，即在运动后感觉疲乏，但在稍事休息后即可恢复为适宜的运动量。运动项目可根据自己的爱好及年龄而异，年轻人可以选择慢跑、羽毛球、乒乓球等，老年人则以散步、太极拳等为宜。运动贵在坚持。如果患者肝功能异常，则必须减少运动；症状较重者则要多休息。但完全卧床休息、绝对不运动，对疾病恢复并无好处，应劳逸结合。这样既可锻炼身体，改善消化功能，还可以改善不良情绪，转移注意力，有利于患者恢复健康。但是当病情严重时则必须卧床休息，从而增加肝脏的血流量，以利于肝细胞的修复。

专家提示

　　肝病患者一定要避免重体力劳动、运动量大的活动、熬夜等，还要以乐观的心态客观地面对疾病。

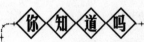

脂肪肝患者运动时要注意心率

　　专家指出，脂肪肝患者在选择基础治疗后，除了平日注意忌酒、合理饮食、纠正不良的生活方式外，进行运动也非常重要。但要注意，患者在做中等强度有氧运动时，如果运动过量会造成机体免疫力下降，反而容易诱发多种疾病，因此把握"接近而不超过靶心率"的原则尤为重要。一般来说，靶心率为170减去年龄的数值。例如：60岁的老人，靶心率就是 $170-60=110$（次/分）。这位60岁老人在运动的时候，可随时测算脉搏，把心率控制在110次/分以下，这时的运动强度就是合适的。如果运动时的心率只有70～80次/分，离靶心率相差甚远，就说明还没有达到有氧运动的锻炼标准。

脂肪肝患者运动时需注意的事项

脂肪肝患者在运动时，一定要注意下面这几个注意事项：

患者需准备一张医疗卡，写上自己的姓名、住址、联系电话、联系人、患病情况等，运动时要将其携带于身，如发生意外时可供别人及时判断和处理。

选择合适的运动鞋。除透气性好外，还应有一定的伸展空间，避免脚部与鞋帮摩擦而引起皮肤损伤。鞋底要有一定厚度和较好的弹性，以减少运动对下肢关节的撞击力。

如运动后出汗较多，不宜马上洗冷水浴或热水浴。正确的方法是，待运动后心率恢复正常，擦干身上的汗水，再进行温水淋浴。

运动时要注意避免为求减轻体重而随意加大运动量。高强度的运动不仅不能改善血脂代谢，反而可能会促使血脂代谢异常的发生。

伴有糖尿病的患者，运动时最好随身带些饼干、糖果，在有低血糖先兆的情况下及时食用。此外，还要与药物、胰岛素等治疗相互协调，避开药物作用高峰期，以免发生低血糖。

专家提示

患者在运动锻炼期间，既要控制饮食，又要保证足够营养以供应身体需要。同时，要注意及时调整药物剂量，尽量以最小量的化学手段和最大的生理性措施，来达到最佳的治疗效果。

"扭"一"扭"，扭掉脂肪肝

通过扭动，可以使我们的肌肉组织更加结实而且不易受伤，同时还可以锻炼我们的骨头和韧带，而这些部位在平时运动中很少锻炼到。所以说，扭动也是不错的健身方法，对于无暇锻炼的脂肪肝患者来说，就更是如此。

1. 下半身的俄罗斯式转体运动

平躺于地面。

双臂放在身体两侧，紧贴地面，掌心朝上。

屈膝提臀呈90°，将小腿置于健身球上。

将腿摆向左侧，同时让小腿和腿窝始终与球体保持接触。

将腿的位置复原，只利用腹肌的力量完成动作，尽量避免臀部用力。

而后，向右侧重复一遍刚才的动作。

运动时注意保持头部、背部、双臂紧贴地面。

2. 阻力带锻炼旋转

选择一条弹性较小的健身带，将其固定在墙壁上。

调整自己与固定物的距离，使健身带刚好拉紧。

双腿及臀部与地面保持垂直。

用手在身前画一个弧形，同时上半身向左侧旋转90°；转回到初始位置后，再向右侧旋转90°。注意用腹肌发力控制。

运动过程中保持臀部位置不变。

3. 前弓步压腿转体

双脚与肩同宽。右脚向前跨出一大步，左脚脚跟离地。

上身保持直立。双手持健身球并伸向前方。

左膝离地不超过10厘米，右膝不越过右脚趾，重心落在两脚之间。躯干下沉，上半身先向左侧旋转45°，然后再向右侧旋转，重复刚才的动作。运动过程中多借助腹肌的力量，保持臀部垂直。

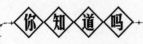

为了达到运动效果，脂肪肝患者可以正压腿，左八下，右八下，做八八拍；也可仆步压腿：左八下，右八下，做八八拍。

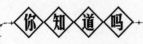

脂肪肝患者运动时要具体情况具体对待

脂肪肝患者运动时要具体情况具体对待。患者的具体情况包括：性别、年龄、体重、平时活动量的大小、锻炼场所的条件、工作的特殊性以及是否伴有其他疾病等。比如说，一般以餐后散步为宜，但对有些患者来说可能就不适宜；对一些伴有下肢关节退行性病变的患者来说，则不宜选择类似慢跑、登梯等关节活动度较大的运动；同样年龄和其他健康状况相似的男女青壮年，由于性别、体型的不同，所给予的运动量也应不同，这就是为何在治疗脂肪肝时一定要由专业医师根据患者的具体情况进行综合评估后做出相应指导的原因。

第7章

忧郁伤肝　保持乐观

　　人们常说：身体的健康在很大程度上取决于心理的健康。众所周知，怒伤肝。因此，肝病患者忌过分忧郁、感情脆弱、喜怒无常、情绪波动，一定要保持乐观的心情、开朗豁达的态度及平和的心态。

健康测试

肝病患者要学会减轻心理压力

作为特殊人群，肝病患者在日常生活中要承受巨大的压力，产生诸如抑郁、焦虑等不良情绪，因此，肝病患者应学会减轻自己的心理压力。

下面的测试，可以测试出你应付压力能力的大小。请诚实地回答下面的问题。

1. 你的家庭支持你吗？如果是的话，请你记 10 分。

2. 你是否以积极的态度执着追求一种爱好？如果是，请记 10 分。

3. 你是否参加每月集会 1 次的社会活动团体？如果是，记 10 分。

4. 你经常做一些所谓的深度放松吗？至少 1 周做 3 次，包括安神、静思、想象、做瑜伽等，如果是，请记 15 分。

5. 如果你每周坚持锻炼身体，每次在半小时以上，每锻炼 1 次，请记 5 分。

6. 如果你每天吃 1 顿营养丰富的饭菜，请记 5 分。

7. 如果你每周都做一些你真正喜欢做的事，请记 5 分。

8. 你在家中备有专门供你独处和放松的房间吗？如果有，请记 10 分。

9. 你在日常生活中会巧妙地支配时间，请记 10 分。

10. 如果你平均每天抽 1 盒烟，请减 10 分。

11. 你是否依赖饮酒或吃安眠药来帮助入睡？如果你每周有 1 个晚上这样，请减 5 分。

12. 白天，你是否靠饮酒或服用镇静药来稳定急躁的情绪？如果你每周有 1 次，请减 10 分。

13. 你是否经常将办公室的工作带回家中"开夜车"？如果是，请减 10 分。

测试结果

理想得分是 105 分，得分越高，说明你对付压力的能力越大。如果你的得分在 50～60 分或以上，说明你已具有应付一般性压力的能力。得分在 50 分以下，提示你应该增强应付压力的能力。

正确认识肝病

有人认为得了肝病就是得了不治之症，每天惶惶不可终日，对人生、生活都失去了激情和希望；有些人认为得了肝病没什么大不了的，依然我行我素、听之任之、不管不问；还有一些人将肝病患者拒之于千里之外，生怕他们把病传染给自己，这都不是认识肝病的正确心态。那么什么是认识肝病的正确心态呢？

对于肝病患者来说，既要认真对待它，又要藐视它，就是我们经常所说的在战术上要重视它，在战略上要藐视它。这句话怎么讲呢？首先，我们要承认肝病的确是一种病，而且是一种非常难缠的病，甚至要知道有些慢性肝病无法在短时期内治愈，甚至终身都无法治愈。还要知道肝病不是一种只靠药物治疗就能治好的病，一定要在我们日常生活的饮食、休息、运动、心理等各个方面都注意，不能像健康的人一样完全没有顾忌、随心所欲地生活，一定要遵循医生的嘱咐和要求；同时还要按时吃药，不能过度劳累，要处处小心，因为自己是一个肝病患者，不能像正常健康的人一样不考虑身体状况。

但是另一方面，又不能时时刻刻为自己是一个患者而一筹莫展、眉头紧锁。不要因为自己患了肝病就觉得干什么事情都没有意义了，觉得自己什么用也没有了。其实这种想法是完全错误的。其实，肝病患者只要在生活中注意禁忌，完全可以像健康人一样生活。如果这时只考虑自己一个人的感觉，家人和朋友看见你这样的心态，他们就会感觉非常失望和痛心。所以振作起来吧，其实事情完全就不是你想象的那个样子。如果这时你对自己没有信心的话，最好找医生咨询一下，不相信自己总该相信医生吧。不要杞人忧天，到头来说不定本来没有什么大碍，反而让你愁出了大病。

有些人对肝病没有一个正确的认识，认为只要和肝病患者接触就一定会传染上肝病，对他们退避三舍。其实这种想法是不科学的，有些肝病只有在某种条件下才能传染，有的肝病甚至根本就不传染，所以对待肝病患者，要有一种正确的心理。他们是患者，本身在心理、身体各方面都承受了很大的压力，如果还要承受来自社会的歧视和不谅解，这无疑是雪上加霜。

总之，不管怎样，都要用正确的心态看待肝病，心态决定一切。

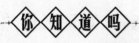

肝病患者的心理健康非常重要，得了肝病后，首先应从心理上重视这个疾病，听从医嘱，及时治疗，不可有消极的情绪。

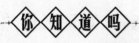

肝病患者改变情志对自己有好处

与肝病密切相关的情志变化主要有怒和思两种。"怒伤肝""思伤脾"，暴怒和忧思过度可导致肝胆和脾胃气机郁滞、功能失常，进而出现胸肋闷痛、腹胀、嗳气、纳呆、倦怠乏力、大便不调等症状，甚至诱发或加重急性肝炎及肝硬化的临床症状。

肝病患者常见的几种心理

肝病患者常存在下列几种心理，了解这几种心理后，对症下药，方能取得良好的治疗效果。

（1）破罐子破摔型。反正已经没救了，能活几天就是几天，不注意保养，完全随心所欲，对肝病患者应该注意的饮食禁忌完全不放在心上，喜欢吃油腻的就吃，喜欢吃辛辣的就买，反正余下的生活不多了，好好享受就行。

（2）患得患失型。这个不敢吃，那个也不敢用，唯恐对身体不好。某天晚上晚睡着了一会，就以为自己失眠了，第二天早上一大早就赶紧跑到医生那里去求救，说自己失眠了，这是为什么呀，是不是病情又恶化了呀。不敢一个人上街或做运动，必须时时刻刻有人陪着，只要剩下自己一个人就会担心这个，害怕那个。

（3）消极颓废型。这种人还是照常上班，但是工作热情明显下降，对社会交往不太有兴趣，喜欢一个人打发生活，活在自己的世界里，不愿意与人分享自己的喜怒哀乐，干什么事情都没有动力，也没有什么好的愿望。药照常吃，生活照样继续。

（4）积极向上型。认为态度决定一切，要用乐观的、积极的心理去打败一切，注意养肝、护肝，但不会被肝病绊倒。以前的生活状态没有被打乱，做事情仍然会追求最好，乐于把自己的喜怒哀乐和别人分享，常常运动锻炼，以增强抵抗力，会定期向医生咨询。

（5）易怒自卑型。对于肝病抱有恐惧心理，表现出不安情绪，烦躁不安，易怒易暴；同时又害怕自己得了肝病会受到社会、朋友的歧视，不肯与他们接触，不愿交流，但同时又渴望获得关心和帮助，自尊心特别敏感。

（6）药物盲目依赖型。只要看见什么广告，或者是道听途说有什么治疗肝病的药品，不咨询医生，也不知道是否适合自己的病情，就抱着一种万一对自己有用的心理去尝试。

针对以上种种心态，我们认为，生活仍在继续，我们能做的就是尽我们自己最大的努力，让自己的身体恢复健康。

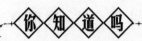

肝病是一种很缠人的疾病，得了以后一定要正确对待，积极治疗，不要自怨自艾。

你知道吗

肝病患者应注意情志调养

肝病患者首先要对自己的疾病有一个正确的认识，凡事要看得开，保持乐观的精神状态，积极配合治疗，这样才能加速疾病的痊愈。

肝病患者要远离坏心情

众所周知，怒伤肝，因此，肝病患者应时常告诫自己不要生气，不要发怒。然而，你做到了吗？有位哲人曾说过，在一切对人不利的影响中，最能使人短命夭亡的就要算是不好的情绪和恶劣的心境了。人的焦虑、发怒、忧愁都会对肝病的防治效果产生巨大的影响，豁达的肝病患者会长寿，而忧伤的肝病患者往往会短命。

　　人都有七情六欲，都有喜怒哀乐，都会受到外界事物的刺激，会对受到的刺激产生一定的反馈，这就是我们所谓的心情。当我们受到不好的刺激时便会生气、发怒，可是发怒不单单是一种心情，它还会对我们的身体健康产生一定的影响。由此可见，身体的健康在很大程度上取决于心理的健康。

　　当人情绪低落时，人体的免疫力就会下降，就会容易得病。暴怒往往会使人处于不平静状态，使肾上腺素分泌异常而损害机体的主要器官之一——肝脏，肝脏内又分布着丰富的交感神经，气恼、忧愁会直接影响交感神经，导致肝脏缺血，进而影响肝细胞的修复和再生；而且盛怒之下交感神经会异常兴奋，导致血压升高，胃肠蠕动减弱，消化液分泌减少，肝静脉回流障碍，久之则会导致肝脏受损，甚者可诱发癌症。

　　快乐的心情胜过十服良药，所以收起你的不良情绪，保持开朗、乐观、向上的心态吧。或许你会觉得自己很难抑制自己的不良情绪，但是在生气之前想一想你这样发脾气值得吗？要知道发脾气伤了你的肝，弄坏了你的身体，到最后受罪的还是你自己，何必呢？如果实在憋不住了，可以向朋友诉说一下自己的郁闷心情，千万不能让不愉快的情绪伴你过夜，生气也解决不了事情，那又何必为难自己呢？

专家提示

　　肝病患者要学会宣泄自己的情绪，不妨哭一哭吧。哭的时候，内心的压力会随之一块儿宣泄出来，哭完时，心中自然会有一种轻松感。

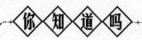

肝病患者的心理作用

　　肝病是一种常见的多发病，对身体健康影响很大，可是目前还没有很理想的特效疗法，因此，不管谁得了肝病，都可能产生不同程度的恐惧、紧张、悲观等心理。这些失衡的心理与不稳定的思想情绪，会直接影响药物的疗效，关系到病情的转归。

肝病的心理保健疗法

　　得了肝病之后，良好的心理是治疗肝病的关键。有些人在得了肝病之后，因为考虑到传染问题，会渐渐减少与人的接触，无形中把自己封闭起来，甚至让自己产生了孤僻、自卑心理。而且随着时间的延长，医药费往往又成为肝病患者的顾虑之一，肝病患者又会因此而产生焦虑、忧愁、情绪低落、悲观等问题；进而使得患者对于外界的刺激变得越来越敏感，甚至产生愤怒、发脾气、情绪不稳定等一系列心理问题。

　　摆脱心理问题对治疗肝病有很大的影响，怎样才能摆脱这些心理问题的困扰，养成积极开朗、乐观向上的心理，是一个肝病患者能否康复的首要问题。下面就向肝病患者介绍一些相关的方法，或许会对他们有所帮助。

（1）发泄情绪。人遇到不高兴的事情后，往往会产生不愉快的情绪，这是人之常情，但是如果压抑自己，把怒气藏在心底就会对肝脏造成损害。这时不妨把这些情绪用哭的方式发泄出来。哭，是一种常见的发泄方式，有研究说，通常女性比男性的寿命长，其中一个很重要的原因就是因为女性遇到事情常常会哭出来，而男性往往会选择把事情憋在心里。男儿有泪不轻弹，但是男性不妨像歌里唱的那样——"男人哭吧哭吧不是罪"，如果实在觉得在有人场合哭有损男人的尊严的话，可以找一个无人的角落哭出来，或者是向值得信赖的人诉说心事，或许对减压有很大的好处。

（2）有意识地转移刺激。遇到悲伤、忧虑之事不妨换一个环境，出去走走、旅游、参加自己感兴趣的活动等都会是不错的选择。在大自然的怀抱中释放一下自己的情绪，调节一下自己的精神状态，或许会使你心胸开阔、豁然开朗。当心存怒气时，可以有意识地干一些能够抵消刺激的事情，比如说听音乐、练书法、看电影、看话剧、逛公园等，都是不错的选择。

（3）释放怒气。当与家人或者是亲朋好友发生矛盾或者冲突时，要尽量讲出来，让彼此知道对方的想法，不要一个人生闷气，这是非常伤肝的。这时，大家可以坐下来，静心谈谈，表达出自己的意见，相互沟通一下，或许能增进彼此的感情，使大家和睦也说不定。当在工作或社会中遇到不平的事情后，可以向家人倾诉衷肠，以得到他们的支持和帮助，千万不能自己一个人形单影只，独自消化承受的压力。

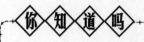

肝病患者如果存在心理障碍的话，往往还会伴有其他相关症状，如头痛、头晕、记忆不良、失眠、胸闷、心跳加快和血压增高等。肝病患者这些不良心理情绪的变化，使大脑皮层处于抑制状态，不仅影响休息与饮食，还会引起内分泌免疫功能的紊乱。

对肝病儿童给予心理支持

　　儿童患者的突出特点是年龄小、病情急、变化快，且儿童又不善于表达，心理活动多随情景而发生变化。因此，要尊重儿童，因为他们也有自我意识和丰富的情感。不同年龄的儿童个性差异极大，其心理特点也很不相同，要理解他们的心理状态，只能从其言语和非言语行为（表情、目光、体态等）中仔细体会。

让肝病患者放松的方法——写日记

有些肝病患者得病以后，总是十分担心，其实，只要放松心情，病情会好得快一些。那么，肝病患者怎样放松自己的心情呢？不妨写写日记。肝病患者写日记有什么好处呢？

（1）整理思绪和感情。肝病患者往往心理压力比较大，思考的事情比较繁多，焦虑、忧愁也会时不时地主导他们的情绪，而写日记却起到陶冶患者心灵的保健作用。当我们把压抑在心头的感情抒发出来，并分析这种情绪的前因后果，知道自己应该怎么做之后，就会忽然觉得这个世界依然美好，人也会变得轻松起来，会对未来的生活更加充满信心。

（2）抒发思绪。日记是个人抒发情感的一种良好的渠道。我们可以把自己怀念的美好时光，一段美好的感情，一次生命中难忘的经历写下来，当成是人生中的一种收获。我们会发现以前在自己看来是多么艰难、痛苦的事情，现在看来都不过如此，我们会想到现在的生活也是这样，任何在现在看来是人生中一大坎的事情其实都不过如此。我们可以通过写日记来总结我们以前的人生、以前的种种，这样我们就可以更好地进行以后的生活。

（3）解闷发泄。写日记其实是一种自己跟自己对话、自己跟自己沟通的方式，通过写日记我们可以更清楚地认识自己，更加理性地看待事物；我们可以在日记本里抒发自己的感情，把个人的忧愁、烦恼、顾虑、内心里想的、想说的统统都发泄出来，就好像向一个人发泄一样，或许这样我们的心里会好受很多。

专家提示

当我们生气的时候，我们可以把整件事情写下来。当你把整件事情叙述完之后，你就会发觉你的情绪已经不是那么激动，你的想法甚至已经改变了。

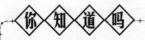

对青年患者给予心理支持

青年人正处于朝气蓬勃的时期，对于自己患肝病这一事实往往会感到莫大的震惊。他们通常不相信医生的诊断，否认自己得病，直到真正感到不舒服和体力减弱时才勉强承认。青年人一般较重视自我评价，自尊心强，任何消极刺激对他们都会是一种伤害。反之，如果能调动他们的积极性，及时给予他们适当的鼓励，对克服困难、与疾病做斗争都能起到良好的作用。

肝病患者的倾诉渠道——聊天

对肝病患者而言，聊天是一个很好的倾诉渠道。肝病患者可以和医生、家人、亲朋好友，甚至和陌生人聊天等。聊天的场所也有很多的选择，比如说茶馆、公园、咖啡馆等。聊天的作用有很多，比如可以通过聊天增进感情、抒发情绪等。对肝病患者来说，还可以帮助他们摆脱心里的郁闷、增强重建事业的信心、解决生活中的困难；而通过和肝病患者的交流，还可以使他们获得安全的需要，帮助他们找到解决办法等。

但是在聊天的过程中，一定要注意不能伤害彼此之间的感情，在找聊天同伴时一定要选择好对象。不能发生这样的情况，比如说本来是为了愉悦身心、驱除孤独感的，当聊完之后，反而自己一肚子气，这样的话就适得其反了。所以在进行聊天之前，如果是熟人的话，我们可以针对不同的人选择不同的话题；如果是不太了解或者是陌生人的话，我们最好要先进行几分钟的浅层的对话，大致判断出这个人是否适合进行聊天。

聊天的内容不要集中在肝病上，可以聊一些国家大事、奇闻趣事、学术见解、生活杂事等，好玩的、好听的、好笑的都可以，只要是易于调节生活或者是情绪的，都是聊天时的好选择。

专家提示

肝病患者在聊天的时候一定要注意控制自己的情绪，不能太激动，要学会用平静的心态来面对问题。

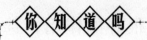

对中年肝病患者给予心理支持

中年人的社会角色比较突出，既是家庭的支柱，又是社会的中坚力量。当他们受到疾病折磨时，心理活动尤为沉重和复杂。首先要使他们认识到，治疗疾病是当务之急，身体恢复健康是家庭和事业的根本。另外，也要动员家庭成员妥善安排和处理患者所牵挂的人和事，尽量减少他们在养病、治病时的后顾之忧。

肝病患者调整情绪的方法——音乐

肝病患者可以通过音乐来调整自己的情绪。音乐怎样调整肝病患者的情绪呢？

（1）调节人的情绪。歌声或者韵律能够开阔我们的想象视野，使人精神振奋，胸怀开阔，从而激发我们对生活的情趣，当然就对肝脏的保护有很好的作用了。

（2）感受音乐中的境界。我们可以欣赏音乐里面的境界，沉浸于虚幻的想象当中，暂时遗忘现实当中的烦恼，从焦虑、烦恼的情绪当中解脱出来。

（3）听不同的音乐可产生不同的美感。比如听热情奔放、节奏鲜明的歌曲可以使我们热血沸腾、全身有力，从而防止悲观情绪；听节奏舒缓、婉转动听的歌曲，则可以镇静安宁、消除烦躁情绪等，对于理气疏肝有很好的作用；选择低沉、悲哀的歌曲，很有可能会使患者联想到自己的处境，会激发患者的悲伤情绪。当然你可以根据自己的爱好和兴趣来选择自己喜欢的歌。

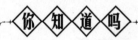

如果肝病患者喜欢某个歌手，不妨关注歌手的最近活动进程，把他作为可以和自己进行交流的遥远的对象，把他当作是自己的一个偶像，把学习他的歌当作是自己的一个爱好，这样就多了一个可以在闲暇时间消遣的爱好了。

你知道吗

对老年肝病患者给予心理支持

老年人的生活方式比较刻板，看问题有时也比较固执，因此除治疗需要外，要尽量照顾他们的饮食习惯，使老年人有良好的心境，以更好地促进他们的病体康复。

肝病患者转移注意力的方法——养花种草

肝病患者为了转移自己的注意力，不妨养养花吧。花是美丽的象征，绿是生命的暗示，花草能起到净化心灵、精神爽快的作用，因此，花草也能使肝病患者心情愉悦、情绪放松。

花草有很多生物功能。比如说可以进行光合作用，吸收二氧化碳，释放氧气，减少空气污染，从而使空气更为清新，而人吸进更多的氧气之后，会因增加血氧含量而有益于肝脏；而且花香还具有治疗疾病的作用。

很多花草茶对肝病有很好的预防和治疗作用。比如说，康乃馨具有改善血液循环、促进新陈代谢的作用，能够驱除心烦情绪；马鞭草有强化肝脏代谢、帮助消化以及改善腹气的功效；迷迭香可促进血液循环，降低胆固醇，抑制肥胖；菊花茶具有养肝平肝、清肝明目及降低血压和胆固醇的功效；金银花茶性甘味寒，具有清热解毒、凉血止痢、利尿养肝的作用；玫瑰花茶性微温，具有活血调经、疏肝理气的作用，适于春季饮用。此外，紫玫瑰、甘草、荷叶、薄荷、茴香、百合花等花草茶都是很好的选择。

不同的花香型对情绪有不同的作用。浓香型的花对嗅觉有强烈刺激作用，容易让人产生兴奋感，能激起人奋发向上的情绪，如玫瑰、茉莉、薰衣草、百合、天竺等；甜香型的花可以使人消除疲劳、舒缓心情，如桂花、白兰花等；清淡型的花香气清新淡雅，能使人头脑清醒，易使人的精神得以振奋，如梅花、荷花、兰花等。另外，芦荟、仙人掌及蕨类等也能使人紧张的神经得到松弛。

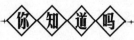

养花种草可花费肝病患者的一部分精力，同时还给患者的精神找到一种寄托。但任何东西都应适可而止，不能只顾着养花种草，而不顾自己的身体。

你知道吗

对急性肝炎患者给予心理支持

大多数急性肝炎患者都有一定的传染性，与家人的隔离往往也是不可避免的。由于急性肝炎患者的主导心理活动是恐惧，因此，要尽量帮助患者缓解心理冲突，减轻精神痛苦，给予其支持和鼓励，使患者能够放松身心，感到安全。

让肝病患者拥有好心情的方法——参加社会活动

参加社会活动可以让肝病患者分散对疾病的注意力。肝病患者也生活在这个社会当中，也是这个社会和家庭中的一分子，其社会活动与家庭活动在生活中必不可少。对于那些不需要住院治疗的肝病患者，适当参加一些活动，如力所能及的工作、轻松的家务劳动以及必要的娱乐活动，如唱歌、绘画、书法等，都可以让自己暂时忘掉疾病，减轻身心痛苦。

现在很多地方如图书馆、公园、剧院等都在招募志愿者，这对于肝病患者来说就是一个不错的选择，一来可以认识很多人，结交很多新的朋友，同时也可以增加自己的阅历，扩展自己的知识面；二来也可以增强自己的自信心，在帮助别人的同时还能让自己收获很多的快乐。

另外还可以参加培训班、兴趣团体等。喜欢绘画的可以参加绘画培训班，喜欢书法的可以参加书法社。老年人时间比较充足，社区的老年人可以自发组成很多兴趣小组，比如说书画、音乐、体育等；并且彼此之间可以互相帮助，比如说可以帮助视力弱的人阅读书籍、信件，一同出去散步、参加社会活动等，也可以帮助社区的儿童，对他们进行学习辅导等，尽可能发挥自己的最大作用，为社会做一些力所能及的事情。现在有些老年人互助团体还组织了多种兴趣小组，不仅加强了老年人之间的感情，还促进了"活到老、学到老"的精神。上海一个老年人互助组织就办有"考古""互联网""企业咨询"等兴趣小组。这大大丰富了老年人的业余生活，可以起到舒缓压力、重新找到自己的价值、转移注意力的作用，对于他们的病情当然是有益的。

但是现在社会对肝病患者有一个很不好的认识，这让很多肝病患者无论是在心理上还是在精神上都受到很大的打击。这或许是不能凭借某个人的力量就会改变的，但是相信随着社会的进步，人们对于肝病有了一个科学的认识之后，这种现象也会随之发生改变的。因此肝病患者也不要很悲观。

专家提示

我国十分重视肝病的防治工作，甚至调动了一切积极因素，以争取达到最佳的治疗效果。

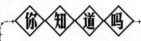

对慢性肝炎患者给予心理支持

心理方面，对慢性肝病、肝硬化患者来说，必须调节其情绪，变换其心境，安慰并鼓励他们，使之不断振奋精神，顽强地与疾病作斗争。饮食方面，不仅仅要考虑到患者的营养需要和禁忌，也要讲究色、香、味、形、量以及就餐环境等。

肝病患者克服心理障碍的方法

肝病患者或多或少都有来自社会、家庭、工作、心理等方面的障碍，如乙型肝炎患者能不能结婚、找工作会不会受影响、能不能生孩子等一系列问题。

（1）正确面对现实。当被确认为肝病患者时要按照医生的嘱咐，按部就班地好好就医，抱着一种积极的心态去迎接未来的生活，千万不能消极、惶惶不可终日，要知道肝病的治疗很大一部分取决于心理状况。

（2）拥有良好的心态。在社会生活、工作中，如果受到不公平的待遇时，不可以灰心丧气，也不可以采取极端的行为，要学会用一种理性的心态来看待整个事情，必要的话可以诉诸法律来保护自己的合法权益。

（3）学会释放自己的压力。肝病患者不妨多参加社会文化活动、公益活动等，注意劳逸结合，适当参加一些力所能及的社会活动，多与人交流，培养自己的兴趣爱好，以消除烦恼，转移注意力，释放压力。

（4）主动就医。比如说肝病患者能不能结婚、能不能生孩子、对孩子有没有可能传染、哪种肝病容易传染、传染的途径有哪些，如果对这些知识不了解就要向医生咨询，千万不能自己一个人闷头琢磨，这样的结果是心理压力很大、情绪很糟、心烦意乱，但仍然没有解决问题，如此一天天推移，心中的疑问却永远都是个问号。所以肝病患者如果有什么疑问的话，要及时向医生咨询。

专家提示

有些肝病患者不管是在哪里看到有关治疗肝病的药，都想要尝试一下。这种想法并不理智，毕竟现在有效的肝病药还是很少的，而且每个人的病情又不一样，对别人适用的未必对自己适用，所以千万不要滥用药物。

肝病患者的心理护理

患者一旦知道自己患了病，在心理上必然有一定的反应，概括起来，患者易产生如下几种心理活动。

（1）抑郁。抑郁是一种闷闷不乐、忧愁压抑的消极心情，它主要是由现实丧失或预期丧失引起的。因为疾病对任何人来说都是一件不愉快的事，所以多数患者都会产生轻重不同的抑郁情绪。不过，患者抑郁情绪的表现方式是多种多样的。例如，有的人故作姿态，极力掩饰；有的人少言寡语，对外界任何事物都不感兴趣；有的人则饮泣不语或哭叫连天；还有的人自暴自弃，放弃治疗，甚至出现轻生的念头。

严重的抑郁又往往会导致失助感和绝望情绪。这是一种无路可走、无可奈何、悲愤自怜的情绪状态，多发生在患有预后不良或面临生命危险的患者身上。当一个人对情境失去了控制力，并深知无力改变它的时候，就会产生无助感和绝望情绪。这种情绪状态多数是不稳定的，因而只要病情略见好转，或外界环境稍加改善，就能烟消云散。不过，这种情绪状态在少数人身上也可以持续存在，甚至会直接影响疾病的治疗效果，有的还可诱发继发性疾病。

（2）焦虑。任何人在一生当中都难免因故焦虑。患者患病，当然更避免不了焦虑情绪。焦虑乃是一个人感受到威胁而产生的恐惧和忧郁。这种威胁主要分两大类：一是躯体的完整性受到威胁，一是个性受到威胁。对患者来说，生理及心理上的威胁往往是统一的，而且会一直持续下去，直到患者在生理与心理上再度达到安全稳定为止。

引起患者焦虑的因素很多。例如，疾病初期对病因及疾病转归，尤其是预后的不明确，或是对病因、疾病转归和预后过分担忧，可导致与疾病无关的焦虑。这时，如果医生、护士不及时向患者讲清楚，就会出现夸大病情严重性的倾向。有些教授会以"无可奉告"回答，这种答复会直接诱发患者的恐惧。另外，某些患者对带有机体威胁性的检查和治疗，对诸如癌症等预后不良的疾病均可产生强烈的焦虑反应。例如，准备接受手术治疗的患者，入院之后就盼着尽快手术，一旦通知他第二天做手术，他反而会焦虑、恐慌起来。在对住院患者的一次调查中发现，多数患者进入医院后都会有焦虑反应，他们看到重患者的情况，听到病友的介绍，看到为抢救危重患者而来回奔忙的医生、护士，不禁会产生一种异乎寻常的恐怖感，好像自己也面临巨大的威胁，因而产生焦虑感。他们希望对疾病做深入的调查，但又怕出现可怕的后果；他们反复询问病情，但又对诊断结果半信半疑，忧心忡忡，也可以产生焦虑。总之，患者生了病，是一种不愉快的情绪刺激，容易形成不良的心境。心境不佳，就会事事处处不顺眼，总感到心烦意乱，基于这种心境，就容易出现焦虑或消沉的情绪反应。在这方面，男性多表现为因一点小事吵吵嚷嚷，女性则多表现为抑郁、哭泣。尤其当遇到病情有变化，或做特殊检查，或准备手术时，情绪更易焦虑，睡不好觉，吃不好饭，动辄生气，甚至任性。也有的会出现一些反常行为，如有的人突然梳洗打扮、理发刮脸，有的则挥笔大量写信，有的会狼吞虎咽地吃起东西来，有的长时间向窗外眺望，还有的蒙头大睡等。

要完全消除患者的焦虑不是件容易的事，何况轻度的焦虑状态对治疗疾病还有一定的益处。但是，医生与护士对极端焦虑和长期处在焦虑之中的患者要格外重视，要想方设法帮助他们减轻心理负担，以免妨碍对疾病的治疗和诱发其他的疾病。

（3）怀疑。患者的怀疑大都是一种自我的消极暗示，由于缺乏根据，常常会影响患者对客观事物的正确判断。患者患病后常变得异常敏感，听到别人低声细语，就以为是在说自己的病情严重或无法救治；还会对别人的好言相劝半信半疑，甚至曲解原意；也会疑虑重重、担心误诊、怕吃错了药、打错了针；有的还会凭自己一知半解的医学和药理知识，推断药物，推断预后；还有的害怕药物的副作用；有的还会担心偶尔的医疗差错或意外不幸地降落在自己身上。而有的也会因为身体某部位稍有异常感觉，便乱作猜测；甚至有的严重偏执，出现病理性的妄想。

有些患者文化程度低，缺乏科学的生理、药理知识，往往以封建迷信来理解自己生理功能的不正常现象。当病程和他自己预想的不一致时，便陷入迷茫之中，并惶惶不可终日。

另外，医护人员要在和患者交谈中，或从其病友的反映中发现患者的种种疑虑，努力予以解决。给患者服药或打针时，要表现出严谨的态度，以取得患者的信任。若医护人员之间在患者面前交谈，要尽可能做到大方、自然，以减少患者的猜疑。对于那些对医学知识一知半解的患者更要做耐心的讲解，并劝告那些对医学似懂非懂的亲友不要在患者面前乱做解释。

（4）孤独感。患者住院后，就离开了家庭和工作单位，周围接触的都是陌生人。医生只在每天一次的查房时和患者说几句话，护士也只是在给患者定时打针送药交谈几句。这样一来，患者很容易产生孤独感，也会觉得住院的每一天都有度日如年之感，所以他们希望尽快熟悉环境，希望尽快结识病友，还希望亲友的陪伴。长期住院的患者由于感到生活无聊、乏味，因而更希望病友之间能多进行交谈，甚至希望有适当的文化娱乐活动，以活跃病房生活。

专家提示

有的患者夜间不易入睡，且烦躁不安；有的会起来踱步；有的还会多次按信号灯借故与值班人员说几句话。这时，医护人员应当理解患者这种孤单寂寞的心情，要耐心安慰患者，使其安静入睡。

第8章

中医调养　裨益肝脏

所谓"肝病"，通俗地说就是肝出了问题，发生了病变，而中医治疗在调养方面效果比较显著，中医保健疗法对于养肝、护肝很有好处。所以，了解一些关于中医保健方面的知识，对于预防和治疗肝病大有裨益。

健康测试

你对中医知识了解多少

中医对肝病有较好的疗效，但许多人对中医知之甚少。下面有10道题目，请判断对错，测一测你对中医知识了解多少。

1. 水肿患者忌食坚硬、油煎、生冷等食物。

2. 服发汗药忌食用醋和生冷食物。

3. 服补药忌食用茶叶、萝卜。

4. 热性病患者忌食用辛辣、香燥、油炸食物。

5. 阴虚阳亢、血症、时行热病、皮肤湿疮、痈疽等患者忌食辣味食物。

6. 红肿热痛的外科疮疡患者忌食牛、羊、鱼、蟹等食物。

7. 头昏、失眠、性情急躁者忌食胡椒、辛辣食物、酒等。

8. 伤寒、温湿者忌食油腻、厚味食物。

9. 痰湿阻滞、消化不良、泄泻、腹痛者忌食生冷食物。

10. 肝阳、肝风、癫痫、过敏、抽风患者忌食发物。

测试结果

1～10题的答案都是肯定的。如果你只答对了3道以下，说明你对中医了解的不是很多，需要继续学习；如果你答对了 3～7 道，说明你对中医有一定的了解，但是仍需要进一步学习；如果你回答对了 7 道以上，说明你对中医比较了解了。

中药治肝病时应遵循的原则

中药治疗肝病时，应遵循下面这四个原则。

（1）治肝先治胆。无论是从中医理论还是西医病理学来看，肝与胆都有密切的关系。肝病患者如不先调整胆的功能，治疗肝病就难见效果。专家认为，患者转氨酶增高时，要注意用 B 超来检查患者有无胆囊壁增厚等炎症表现，并及时进行药物治疗。

（2）不可盲目进补。肝病患者往往患病多年，基本都是虚症，主要表现为肝、肾、脾虚，但其虽虚，却又由于免疫功能紊乱等属于中医的"虚不受补"范畴，因此，如果此时盲目使用人参、西洋参等补益药以及蜂王浆、甲鱼、鹿茸等补品，反而会进一步加重肝脏炎症，使转氨酶增高。另外，当肝炎患者已存在肝细胞弥漫性病变时，若用药量过多、过大，担负解毒作用的肝脏则会因肝细胞负担的加重而受到更大损害，故肝病用药一般应以十味药左右为宜。

（3）可联合用药。由于肝病具有不单纯嗜肝性等特点，用药上不能采用"单打"，应根据肝病病因、发病机制及并发症等，按"君、臣、佐、使"的四个原则组方同步进行。下面介绍一下这四个组方的药物。

清湿热疫毒：此类药为君药，可选直接对抗病毒的药物，如贯众、败酱草、山豆根等；扶正祛邪：此类药为臣药，具有免疫刺激剂的作用，可提高 T 细胞功能，如虫草、灵芝、香菇、茯苓等；活血化瘀：此类药为佐药，目的是提高免疫功能，清除免疫复合物，抗纤维化，如丹参、丹皮、桃仁、红花、三七等；舒肝利胆：此类药为使药，以保肝及促肝细胞再生的药物为主，如龙胆草、蒲公英、黄芩、旱莲草、大青叶等。

专家提示

中医治疗肝病需要先从肝病的病因谈起，肝病的病因不外乎正气的不足和邪气的留滞。其中，正气以虚弱为主，外邪则包括饮食失调、情志久郁、劳倦内伤、六淫邪毒疫疠等。

中医治疗肝病时应注意的问题

中医治疗肝病时，应注意下面这几个问题。

（1）用药从简。肝炎的治疗多采用综合疗法，但多方联用、多药杂用则会加重受损肝脏的负担，因此中医治疗应根据肝炎的病理特点，抓住疾病的主要矛盾，从简用药，精细配伍。

（2）把握剂量。药物剂量不仅与治疗效果密切相关，而且与用药后的副作用有直接的联系。因此，在治疗肝病时，切不可为提高疗效而盲目增加用药剂量，忽视其副作用。另外，有些中药应用常用剂量一般无毒副作用，但超过常用量则会变利为害。如中医中的"细心不过钱"，说的就是这个道理。肝炎患者的代谢和解毒的能力已经降低，有些药物的常用量亦会对其产生不良影响。因此，对肝炎等肝病的治疗应当严格把握用药剂量，宜以轻剂取胜。

（3）掌握疗程。祛邪药不可久用，久用伤正。临床上疏肝要多偏于辛燥，清热药多属苦寒，久用辛燥往往耗损阴血，屡用苦寒则有易伤脾阳之弊，所以破血、破气之品应中病即止。

专家提示

病情需要长期用药的应分疗程治疗，中间要有间隔。可每服 6 剂停 1 天，以便分解不利因素，排除和减少积蓄，也有利于机体诱导代偿。随着病情的好转，则可改为服 3 剂停 1 天。到巩固疗效阶段，可每周服 3～4 剂。

巧用药膳治肝病

我们可以通过药膳来调理肝病，达到解除病痛的目的。

1. 肝炎药膳

（1）茵陈粥。

原料：茵陈 50 克，香附 6 克，粳米 100 克，白糖适量。

做法：将香附研末，茵陈洗净后入锅加水煎煮，去渣后与粳米、香附末同煮粥，入糖温食。

功效：有疏肝利胆、理气化湿作用。适用于急、慢性肝炎肝区胀闷伴少量黄疸者。

（2）鸡骨草田螺汤。

原料：鸡骨草 30 克，田螺 250 克。

做法：将田螺用清水养 1～2 天，去污浊，把田螺的根尖部剁掉，放入锅中加水适量与鸡骨草一起煎煮，熟后去渣饮汤。

功效：有疏肝散瘀、清热利湿的作用，适用于慢性肝炎肝功能慢性指标偏高者。

（3）丹参茶。

原料：丹参 20 克。

做法：将丹参洗净，放入茶杯，用沸水冲泡，代茶饮，每日 1 剂。

功效：有活血化瘀及抑制纤维组织增生、防止肝硬化的作用，适用于慢性肝炎肝功能稳定期者。

2. 脂肪肝药膳

（1）山楂首乌汤。

原料：山楂 30 克，首乌 30 克，泽泻 9 克。

做法：将上述三药洗净放入锅中，加水煎煮 30 分钟，去渣后温服。

功效：有消食降脂作用，适用于脂肪肝、胆固醇和甘油三酯偏高者。

（2）菊花决明子粥。

原料：菊花 10 克，决明子 15 克，丹参 15 克，粳米

30 克。

做法：将粳米以外的三药洗净放入锅中，加水适量煎煮 20 分钟，去渣取汁与粳米同煮成粥，酌加蜂蜜温服。

功效：具有祛风平肝、活血化瘀作用，适用于脂肪肝、高血脂或伴有尿糖、血糖升高者。

（3）玉米须赤豆汤。

原料：玉米须 60 克，赤小豆 100 克，冬葵子适量。

做法：将上述三药洗净放入锅中，加水适量煎煮，去渣温服。

功效：适用于脂肪肝、虚胖、血脂升高或伴有尿糖、血糖升高者。

3. 肝硬化药膳

（1）山药莲子甲鱼汤。

原料：山药 50 克，莲子 20 克，甲鱼 1 只。

做法：将甲鱼放入热水中使其排尿，剖腹去内脏，入锅加山药、莲子、调料及适量水，用文火炖 1 小时，食肉饮汤。

功效：具有益气健肝、软坚散结的作用，适用于慢性肝炎、肝硬化、面色萎黄、神疲乏力、腰膝酸痛或肝硬化、脾肿大者。

（2）薏米赤豆汤。

原料：薏米 30 克，赤小豆 30 克，红枣 5 颗，白糖适量。

做法：将各药、白糖入锅，加水适量，煮半小时，做膳食用。

功效：具有化湿利水、健脾养肝作用，适用于肝硬化腹水初起者。

（3）猪苓鲫鱼汤。

原料：活鲫鱼 500 克，猪苓 30 克，冬瓜皮 30 克，生姜 3 片。

做法：将活鲫鱼活杀去鳞、腮及内脏，洗净入锅，加猪苓、冬瓜皮、生姜、适量调料及水，文火煮 1 小时，去药渣，食肉饮汤。

功效：有养阴健肝、利水消肿作用，适用于肝硬化形体消瘦、小便不利或轻度腹水者。

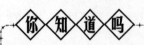

肝病患者的饮食治疗，首先要从疏肝理气、健脾开胃、补益气血入手，逐渐使已经失调的肝脏功能得以调整，并达到恢复体内正气充足、外邪不能内侵的健康状态。

你 知 道 吗

肝病药膳

药膳是以中医理论为基础，以临床实践为依据的。药膳治疗肝病是我国人民在与疾病斗争中长期积累的宝贵经验。用药膳治疗肝病时，必须注意辨证施膳，既要注意患者的体质、性别、年龄的不同，又要注意地理和气候差异，进行全面分析，组方施膳，因人施膳。因此，要用好肝病药膳配方，必须深入了解有关食物与药物的性味、功能及其组成原则，根据病情的轻重，恰当地选择药物与药量，并掌握有关食材、药材的烹调知识，才能制出符合肝病的药膳。如药膳的烹制，除了要求饮食烹调应具有的色、香、味、形外，还应特别注意保持和发挥药膳中药物的有效成分及食物中营养成分在治病强身方面的独特功效，以达到"食借药力""药助食威"的效果。

可预防肝病的药茶

下面这几款药茶可防治肝病。

1. 红糖茶

原料：红茶 10 克，葡萄糖 60 克，白糖 10 克，水 1000 毫升。

做法：每天早晨将茶、糖用沸水冲泡，温后饮用，上午服完。7 天为 1 个疗程，一般用 2 个疗程。儿童用量减半。

功效：润肺燥、祛热痰。治急性肝炎。

2. 酸枣饮

原料：酸枣 50 克，水 500 毫升，白糖适量。

做法：酸枣洗净后，放入锅中，加水适量，用文火煎1小时，加入白糖适量。每日服1次。

功效：适用于急、慢性肝炎，有降低转氨酶的作用。

3. 芹菜汁

原料：鲜芹菜100～150克，蜂蜜适量。

做法：将鲜芹菜洗净，捣烂取汁，加蜂蜜炖服，每日1次。

功效：有清热解毒、养肝的功效。

4. 青贞子茶

原料：青叶胆10克，女贞子15克。

做法：将上述2味药一起捣碎，入锅加适量清水，煎煮30分钟后去渣取汁，可代茶饮用，每日饮1剂。

功效：具有祛邪而不伤正、护肝又能降酶的特点，对谷丙转氨酶升高的急慢性肝炎患者有较好的辅助治疗作用。

5. 五味子红枣冰糖茶

原料：五味子10～20克，红枣5～10枚，冰糖适量。

做法：将红枣去核，与五味子一起入锅，加适量的清水，煎煮30分钟后去渣取汁，调入冰糖即成。可代茶饮用，每日饮1剂。

功效：对转氨酶反复升高的慢性肝病患者有一定的辅助治疗作用。

6. 五味木瓜茶

原料：五味子6克，木瓜12克。

做法：将上述药材一起入锅，加适量的清水，煎煮30

分钟后去渣取汁即成，可代茶饮用，每日饮1剂。

功效：肝病患者若有转氨酶升高、食欲不振、津少口干、遗精久泻、消化不良、健忘失眠等症状，可用此药茶进行辅助治疗。

7. 水飞蓟种子茶

原料：水飞蓟种子30克。

做法：将水飞蓟种子入锅，加适量的清水，煎煮30分钟即成，可代茶饮用（或将水飞蓟种子制成蜜丸服用），每日服1剂。

功效：具有改善肝功能、降酶及降低胆红素的功效，可用于治疗慢性肝炎、肝硬化、脂肪肝、中毒性肝损伤等病症。

8. 垂盆草茶

原料：垂盆草10～30克。

做法：将垂盆草入锅，加适量的清水，煎煮20分钟即成，可代茶饮用，每日饮1剂。

功效：对转氨酶和血清胆红素升高的肝病患者具有较好的疗效，并可使此类患者的口苦、胃纳不佳、小便黄赤等症状得到缓解。

9. 半枝莲豆根茶

原料：山豆根6～10克，半枝莲10～15克。

做法：将上述2味药入锅，加适量的清水，煎煮30分钟后去渣取汁即成，可代茶饮用，每日饮1剂。

功效：山豆根味苦、性寒，可入肺经、胃经，有清热解毒、消肿利咽的功效。半枝莲味辛、性平，是常用的清热解毒药，具有很好的抗病毒作用。

专家提示

半枝莲豆根茶对转氨酶反复升高的慢性乙型肝炎及肝硬化患者都有很好的降酶、保肝作用。但是在服用时一定要听从医生的指导。

防治脂肪肝的中医方法

下面这几种方法有利于防治脂肪肝。

（1）利尿渗湿法。玉米须有利尿之功，可做降脂药用。

（2）和胃消脂法。用山楂、大麦芽、莱菔子等药以和胃助消化，这些药早已有消除脂垢的记载。传统有焦三仙、保和丸等方，市售之山楂果、山楂糕、山楂片等香甜可口，可随身携带，服用方便。鲜莱菔生吃、炒吃均甚清口，可算是降脂减肥中最简便的食物疗法。

（3）活血行瘀法。如当归、川芎即古方佛手散，善于活血调经止痛，为首选之品。丹参、三七、赤芍药、鸡血藤能活血舒筋，多适用于瘀阻经络者。市售之丹参滴丸也有活血、散瘀、降脂的功效。

（4）宽胸化痰法。瓜蒌又称栝楼，为宽胸化痰的主要药材，可降血脂，尤其善治冠心病。瓜蒌仁还有润肠作用，对痰火内结、大便不畅者尤为适用。薤白即小蒜，临床上常与瓜蒌配合使用，即汉代名医张仲景用治胸痹心痛的栝楼薤白汤，千百年来沿用不替，既可和中理气，又能化痰降脂。市售之陈皮梅、橙皮条等，亦为食疗降脂之佳品。

（5）疏肝利胆法。决明子能清肝明目，平时泡茶常饮之，有泻肝火、降血脂的功效。

专家提示

中医认为脂肪肝多由饮食不节、脾失健运，情志内伤、肝失条达，久病体虚、气血失和，好逸恶劳、痰瘀阻络等所致。

可治疗酒精性肝病的中药方剂

酒精性肝病有不同的症状，在治疗时应根据不同的症状来采取不同的治疗方法。

1. 湿热蕴结

症状：身、目、小便俱黄，发热口渴不欲饮，口苦，恶心呕吐，食后作胀，嗳气不爽。或腹部胀满，或肋下胀满或疼痛，大便秘结或溏便，舌质红，苔厚腻或兼灰黑，脉弦或弦数。

治法：清热利湿。

方药：茵陈蒿汤加味。茵陈蒿 30 克，板子、云苓各 15 克，大黄、车前草、厚朴各 10 克。热甚苔黄厚者，加黄柏、黄芩、板蓝根，以增强清热解毒之功；湿热并重者，上方合连朴饮、甘露清毒丹加减；恶心呕吐者，加陈皮、竹茹降逆止呕；脘腹胀满者，加枳实、木香、大腹皮以行气导滞。因脾气虚者，合香砂六君子丸；右肋疼痛较甚者，加柴胡、黄羊、郁金、玄胡、川楝子以疏肝行气止痛；刺痛者加地鳖虫、王不留行、穿山甲以活血化瘀；若兼小便不利者，合五苓散加减。对苦寒泻下药的应用，要注意热的程度和变化，以免过量而产生变证。

如症见身、目俱黄，心中懊恼或热痛；鼻燥腹满，不欲食，时时欲吐，治宜清利湿热，解酒毒。若脉浮滑，欲吐者，先探吐。脉沉滑而腹满便秘者，方用栀子大黄汤：栀子14枚，大黄50克，枳实5枚，豉1升。若变成腹胀，渐至全身面目俱肿者，急需培土、宜霞香扶脾饮；炙甘草、藿香、厚朴、大黄、木香、半夏、陈皮、麦芽，一日二服。下之，久久成黑疸，症见面青目黑，心中嘈杂，大便色黑，脉微弱，方宜用栀子大黄汤去大黄合犀角地黄汤。

2. 胆热瘀积

症状：黄疸、肋痛，高热烦躁，口干口苦，胃纳呆滞，恶心呕吐，腹满胀痛，大便秘结，小便短赤，苔黄糙，脉弦滑数。

治法：清肝、利胆、化痰。

方药：加味温胆汤加减。柴胡、黄芩、姜半夏、枳实、大黄各10克，银花、连翘各15克，蒲公英、茵陈各20克，丹参、金钱草各30克。若肋痛较甚者，加川楝子、玄胡、郁金、虎杖，疏肝行气，开郁通络；高热烦躁、口干口苦较甚者，合龙胆泻肝汤加减；若痰火壅实、大便秘结，加竹沥、姜汁、南星，以祛痰泻火通腑。

若酒食不清或酒后多饮茶水，酒湿痰浊积聚，停留胸膈，症见干呕嗳气，眩晕，欲食不美，胸膈胀满，按之有形或有声，治宜健脾化痰解酒，方选瑞竹化痰丸，药用姜半夏、南星、生姜、白矾、皂角、葛根、神曲、香附、杏仁、陈皮等。

3. 气滞血瘀

症状：胁下属块，且疼痛不舒，腹大坚满，按之不陷而硬，青筋怒张，面暗色黑，头颈、胸部朱纹赤缕，唇色紫褐，大便色黑，脉细涩，多见于酒精性肝硬化并发腹水和（或）出血。

治法：活血化瘀。

方药：膈下逐瘀汤加减。柴胡、当归、桃仁各 10 克，五灵脂、穿山甲各 15 克，地鳖虫 12 克，丹参、白茅根、大腹皮各 20 克，茯苓、白术各 30 克。若胀满过甚，加枳实、厚朴、槟榔以行气除胀；胁下胀痛较甚者，加金铃子散以疏肝行气止痛；积块较大，硬痛不移，拒按明显，大便色黑者，加鳖甲、蒲黄、蛰虫，以加强化瘀软坚之功；水气胀满、小便不利者，加桑白皮、葶苈子、大腹皮以行气化水。本证须顾护脾胃之气，不可攻逐太过。瘀实之证，宜缓缓消之，不能强求速效，不然病势恶化，可致大量出血或神昏等危症。

专家提示

在服用中药方剂时，一定要了解方剂的副作用，在医生的指导下服下或停药，不可自作主张。

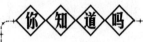

能伤肝的中草药

中草药一方面能治病，另一方面又有一定的毒性，用之不当可伤害人体。我国医学把中药分为大毒、常毒、小毒和无毒 4 类，并总结出"大毒治病，十去其六；常毒治病，十去其七；小毒治病，十去其八；无毒治病，十去其九"的治疗原则。这意思是说，用有毒性的药物治病时，收到相当的效果后就停药，而无毒的药物治病时也不应久用。

据临床经验表明，苦杏仁、蟾酥、木薯、广豆根、北豆根、艾叶、毛冬青等，量大时可引起口苦口干、恶心呕吐、食欲不振、腹痛、腹胀、腹泻、肝区疼痛和肝功能损害等临床表现。黄独、黄丹、川楝、鱼苦胆、白花丹参、千里光、天花粉、麦角等，也可引起肝损伤。

能治疗肝硬化的单味中药

经动物实验和临床验证，以下单味中药治疗肝硬化的疗效较好。

（1）五味子。五味子是益气养五脏的良药，因其果实有甘、酸、辛、苦、咸五种滋味而得名，有养肝、护肝功效，久服无副作用。该药有护肝、促进肝脏合成蛋白和肝细胞再生的功能，并能增强肝脏的解毒功能，可使血清 ALT 明显下降，但停药后 ALT 会出现"反跳"，一般须用药半年以上才可见疗效。一般不单用，往往同其他护肝药组成复方制剂。

（2）丹参。现代药理证明，丹参具有多方面的药理作用，如改善微循环障碍、改变血液流变状况、抗凝、抗炎、耐缺氧、提高免疫功能等。适用于气滞血瘀兼有血热的患者（主要表现为肝硬化、脾大，兼有低热、烦躁、失眠、肋痛、痈肿疮毒等）。一般用法为：丹参注射液或复方丹参注射液 10～20 毫升/天（相当于含生药 15～30 克），加入 10％葡萄糖 250 毫升中静滴，25～30 天为一疗程，一般用 3 个疗程；丹参饮片 15～30 克/天，水煎服，用 3～6 个月。临床上常用的制剂还有丹参酮片、复方丹参片、丹参酮磺酸钠注射液和香丹注射液等。

（3）桃仁。中医认为，桃仁的主要功能是破血行瘀，适用于血瘀征象明显，伴有肠燥便秘、舌质紫暗、面色黧黑、肝区刺痛、腹腔感染等患者。现代药理研究表明，桃仁具有抗菌、抗过敏、抗炎、镇痛等作用。其活血化瘀作用的主要成分是苦杏仁苷。一般用法为：桃仁 8～15 克，煎汤，每天分 2～3 次服，或入丸、散；苦杏仁苷注射液 0.59～1.5 克，加入 5% 葡萄糖 500 毫升中静滴，隔日 1 次，总疗程为 3 个月。

（4）冬虫夏草。中医认为冬虫夏草的主要功能是补虚损、益精气，适合于各种虚证患者。一般用法为：煎汤内服，8～15 克，或入丸、散；虫草菌丝胶丸，每次 5 丸（每丸含量为 0.259 克），每日 3 次，疗程 3～4 个月。

（5）汉防己。现代药理研究发现，汉防己甲素有镇痛、抗过敏、显著的降压及抗菌、抗原虫和抗肿瘤作用。主要适合于湿热壅盛型的胸水、腹水、肢肿的肝硬化患者。用法为：粉防己饮片 8～15 克，一般每日水煎后分次内服，或入丸、散，疗程 3～6 个月；汉防己甲素片，每日 150 毫克，分 3 次服，疗程 18 个月。

（6）茯苓。茯苓的主要功能为渗湿利水、益脾和胃，适合于脾气虚弱、腹水、肢肿的患者（表现为水肿胀满、小便不利、泄泻、咳嗽、失眠等）。一般用法为：每日 12～25 克，水煎，分次内服；或入丸、散。

（7）齐墩果酸。本品系中药青叶胆的有效成分。该成分广泛存在于连翘、女贞子、败酱草等多种中草药中，现已制成齐墩果酸酶片。其主要具有护肝降酶、促进肝细胞再生、抗炎、强心、利尿、抗肿瘤等作用，是开发治疗肝病药物的有效成分。一般用法为：片剂每次 40 毫克，每日 3 次口服，用于治慢性肝炎时 3 个月为一疗程；治疗肝硬化、肝腹水时可口服奥星胶囊（主要成分为齐墩果酸），每次4粒，每日3次，3个月为一疗程。

（8）柴胡。柴胡的主要功能为疏肝解郁、解表、升阳，适合于肝郁脾虚类患者（表现为低热、胸胁胀痛、食后胀满、恶心、腹痛等）。一般用法为每日5～9克，水煎后分次服；或入丸、散；或制成注射液。

（9）田三七。田三七有止血化瘀的功效，用于肝硬化出现鼻出血、牙龈出血、呕血、便血者。一般用法为：三七粉2克，冲服，半年为一疗程。

（10）红花。红花用于血瘀征象明显者。一般用法为：3～9克，泡水服用，半年为一疗程。

专家提示

双目灵（又称蛇王藤）、泽兰、当归等长期使用，也有明显的抗肝纤维化作用。

具有保肝功效的几种常用中药

下面这几种常用中药具有保肝的功效。

（1）冬虫夏草。能减轻肝脏的炎性细胞浸润和肝细胞的变性、坏死程度，同时能抑制Ⅰ、Ⅱ型胶原在肝内的沉积，使已形成的胶原重新吸收和溶解，有抗肝纤维化的作用。

（2）丹参。能抑制和减轻急、慢性肝损伤时肝细胞变性、坏死的程度以及炎症反应，加速纤维组织重吸收，具有抗肝纤维化、改善肝脏血液循环、防止肝硬化的作用。

（3）白芍。其提取物对D-半乳糖胺所致肝损伤和血清谷丙转氨酶升高有明显对抗作用，有修复肝细胞的功效。

（4）当归。能减轻肝细胞的变性、坏死程度，促进肝细胞再生，抑制肝纤维化。还可使血清谷丙转氨酶、谷草转氨酶降低，降低程度与用药量具有一定的关系。

（5）川芎。含有的川芎嗪能降低血清转氨酶，维持和提高肝组织中SOD活性，清除氧自由基，减少其毒性，具有良好的抗脂质过氧化损伤作用，且有抗肝纤维化作用。

（6）三七。长期小剂量给药，可改善肝脏微循环，促进肝组织修复、再生和抗肝纤维化的作用。

（7）黄芪。有抗氧化及稳定肝细胞膜的作用，能促进胆红素代谢，减轻肝细胞的坏死程度，促进肝细胞再生。临床上用黄芪治疗黄疸型肝炎，取得了较满意的效果。

（8）五味子。对肝损害引起的血清酸氨基转移酶升高有一定的降低作用；也能使肝炎患者的血清酸氨基转移酶降低，还可减轻中毒性肝损伤的物质代谢障碍，具有轻度升高肝糖原，减轻肝细胞的变性程度，减轻中毒致病因子对肝细胞线粒体和溶酶体的破坏，促进肝细胞内蛋白质合成的作用。

（9）茯苓。对四氯化碳所致肝损伤有保护作用。

（10）防己。含有的汉防己甲素能抑制肝细胞内DNA及胶原的合成，防止肝损伤后肝细胞的变性、坏死程度，抑制纤维细胞的增生。

（11）姜黄。含有的姜黄素能有效地抑制肝细胞微粒体细胞色素酶和谷胱甘肽转移酶的活性，又能抑制胶原合成和肝星状细胞活性而起到抗肝纤维化的作用。

（12）灵芝。能减轻乙硫氨酸引起的脂肪肝程度，促进肝细胞再生，加强肝细胞的解毒功能。

（13）甘草。可减轻肝细胞的变性和坏死程度，降低血清氨基转移酶的活力，提高肝细胞内的糖原和 DNA 含量，促进肝细胞再生，对肝炎病毒有抑制作用。

（14）桃仁。其提取物有增强肝脏血流量、促进纤维肝内胶原分解、降低肝组织胶原含量、抗肝纤维化的作用。

（15）大黄。含有的大黄素可清除肝细胞的炎症，减轻胆汁的瘀积，清除氧自由基，减轻脂质过氧化反应，改善大鼠肝纤维化功能，并降低血清层粘连蛋白及透明质酸的水平。

（16）紫草。可有效地防止四氯化碳引起的大鼠血清 ALT 活力的加强，减少血清胆红素含量，具有抗肝细胞损伤、保肝、恢复肝功能的作用。

（17）珍珠草。有良好的乙型肝炎表面抗原转阴作用，还具有较强的抑制乙型肝炎病毒和阻止肝纤维化的作用。

（18）垂盆草。垂盆草苷具有明显降低血清酸氨基转移酶的作用，且作用迅速而持久。

（19）水飞蓟。水飞蓟素有改善肝功能、保护肝细胞膜的作用。

专家提示

肝病患者在吃中药时，一定要听从医生的嘱咐，不能擅自吃药，也不能依靠自己的感觉停药。

治肝病时可自我按摩四穴位

1. 肝肿大、疼痛推拿法

（1）按压足三里穴：以拇指或食指端部按压双侧足三里穴。指端附着皮肤不动，由轻渐重，连续均匀地用力按压。此法能疏肝理气、通经止痛、强身定神。

（2）揉肝炎穴：下肢膝关节屈曲外展，拇指伸直，其余四指紧握踝部助力，拇指指腹于内踝上约7厘米之"肝炎穴"处进行圆形揉动。此法可疏经络、补虚泻实、行气止痛。

2. 低热推拿法

（1）捏大椎穴：坐位，头略前倾，拇指和食指相对用力，捏起大椎穴处皮肤，作间断捏揉动作。此法能疏通经络、祛风散寒、扶正祛邪。

（2）掐内、外关穴：以一手拇、食指相对分别按压内关、外关穴位，用力均匀，持续5分钟，使局部有酸重感，有时可向指端放射。此法能通经脉、调血气，气调则低热止。

专家提示

穴位按摩机制十分复杂，它们相互联系，相互渗透，相互促进，协同作用，以达到扶正祛邪、防治疾病的目的。因此，一定要找准穴位。

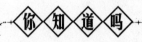

肝病按摩的主穴

（1）足三里：是胃经之合穴，五输穴中的土穴，是强壮要穴和治疗肚腹疾病的常用穴，具有健脾和胃、补中益气、回阳固脱、祛湿化痰、消食导滞等功能。

（2）三阴交：肝脾胃之经的交会穴，具有健脾化湿、疏肝益肾之功效。

（3）阳陵泉：本穴为胆经之合穴，又是八会中之筋会穴，具有疏肝利胆、舒筋活络之功效。

（4）太冲：本穴为肝经之原穴，具有疏肝理气、平肝熄风之功效。

肝硬化患者的按摩方法

肝硬化患者在疾病恢复期，可根据病情，适当做些保健按摩，以强身健体。

1. 肝纤维化、肝硬化的保健按摩法

按摩部位：主要按摩两侧胸胁。

按摩方法：右手抬起，肘关节屈曲，手掌尽量上提，以手掌根部着力于腋下，单方向由上而下推擦，用力要稳，由轻渐重，推进速度需缓慢、均匀，动作要有一定的节律，反复推擦数十次，以温热和舒适为主。

本法有疏肝理气、散结消肿的作用。

2. 酒精性肝硬化按摩法

按摩部位：主要按摩胸部。

按摩方法：用双手自上而下抹胸部，作用力由轻→重→轻。一般开始时轻，中间重，结束时轻，如此反复约30次。

本法有清心宁神、畅通血脉的功效，能加速酒精在肝脏内的代谢分解。

3. 宽胸顺气按摩法

按摩方法：患者仰卧，双手五指略分开，形如梳状，从胸正中向两肋侧，分别顺肋骨走向梳理开，要求双手对称，着力和缓。

本法主要用于胸胁郁闷者，有疏通经络、宽胸顺气的作用。操作中避免搓、擦等损及皮肤表面的动作。女性患者不宜用此手法。

专家提示

肝病患者在病情、条件允许的情况下，可适当安排时间，投身于自然，游历山野，这样对身心大有益处。

可引起药物性肝病的中草药 "黑名单"

下面这些中草药可引起药物性肝病，应用时一定要注意。

（1）致一般性肝损害的中草药。如果长期服用姜半夏、蒲黄、桑寄生、山慈姑等，可出现肝区不适、疼痛、肝功能异常等症状。

（2）致中毒性肝损害的中草药。如超量服用川楝子、黄药子、蓖麻子、雷公藤煎剂，可致中毒性肝炎。

（3）致肝病性黄疸的中草药。如长期服用大黄或静脉滴注四季青注射液，会干扰胆红素代谢途径，导致黄疸。

（4）诱发肝脏肿瘤的中草药。如土荆芥、石菖蒲、八角茴香、花椒、蜂头茶、千里光等中草药里含黄樟醚；青木香、木通、硝石、朱砂等含有硝基化合物，均可诱发肝癌。

下面这几种中成药也可引起药物性肝病：壮骨关节丸、疳积散、克银丸、消银片（丸）、增生平、润肤丸、昆明山海棠、银屑散、六神丸、疏风定痛丸、湿毒清、消癣宁、防风通圣丸、血毒丸、除湿丸、龙蛇追风胶囊、壮骨伸筋胶囊、养血伸筋胶囊、九分散、追风透骨丸、骨仙片、甲亢宁胶囊、妇康片、化瘀丸、养血生发胶囊、首乌片、双黄连口服液、银翘片、复方甘露饮、牛黄解毒、葛根汤、麻杏石甘汤等。

专家提示

如果你是肝病患者，对上述中草药，最好能不用就不用，能少用就少用，达到治疗目的后，应及时停药。

中医治疗乙型肝炎的方法

治疗乙型肝炎，中医主要是从湿、郁、虚三个方面着手治疗，下面分别介绍一下。

（1）湿。我国传统医学认为，乙型肝炎病毒是一种"湿热疫毒"的邪气。临床研究也发现，慢性乙型肝炎最主要的中医临床证型是湿热阻滞。中医认为，湿性黏腻，缠绵难去，因而易使病程延长，形成慢性病。尽管如此，肝病患者仍可用溪黄草、茵陈蒿这两种中草药祛湿，不过并不是每个人都可用此中草药。

我国传统医学将湿邪分为湿热和湿浊两种，下面分别介绍一下：

①湿热。这类患者比较多，口干、口苦是这类患者的主要表现，他们还喜欢喝冷水、吃煎炸食物、易上火，小便比较黄，舌苔黄、厚、腻。治疗时，可以茵陈蒿汤、龙胆泻肝汤为主方，再酌情加减药物进行治疗。中成药可选用龙胆泻肝丸、溪黄草冲剂、双虎清肝颗粒、乙型肝炎清热解毒颗粒等。

②湿浊。这类患者与湿热患者的区别主要表现在：舌苔

虽然厚腻却不黄；尽管口干口苦，但不喜欢喝水。最主要、最有代表性的是，他们有明显的身体困重感，每天都觉得很累，好像背着很重的东西。湿浊患者，胃口不好，严重者还有口中发黏的感觉，大便偏稀。用中医治疗，可选用胃苓汤、藿朴夏苓汤等。中成药有利湿散、健脾祛湿冲剂等。湿浊患者千万不能用治疗湿热的药物，否则会损伤脾胃，使湿浊更难祛除。

（2）郁。所谓郁，就是肝气郁结，也就是平时所讲的不开心。在上文中已经说过，心情不好也有可能导致肝炎的发生。中医认为"肝主疏泄，为风木之脏，其性刚暴，喜条达而恶抑郁"，所以，肝炎病毒侵犯肝脏，首先会抑制肝气的疏泄，这就是肝炎患者不开心的病理基础。

临床上常有一些患者，他们的各项检查都在正常范围内，但总觉得有些不舒服，比如觉得很累，没有食欲，或者肝区有顶胀的感觉等。这些表现虽然各有特点，但都有一个共同点——对病情的担心。另一个特点就是，不适的症状和心情有关。如果有别的事情在做，患者一般没有不适的感觉，静下来的时候，则感到不适。对爱发脾气的患者，可以用丹栀逍遥散；对胃口不好的患者，就用逍遥散。此类患者，饮食调理的作用不大，关键还是要解决如何客观看待乙型肝炎治疗的问题。

（3）虚。一般而言，虚证多见于久病、得不到很好治疗的患者；也有一部分是先天不足引起的。慢性乙型肝炎患者的虚是比较特殊的。它的虚，一个来源于先天原因，一个来源于后天原因。中医认为，肝属木，脾属土，肝病会损伤脾胃功能，而脾胃功能不好、营养吸收不良，反过来自然就会影响肝脏。这就是产生肝病的先天原因。后天原因是指过量使用清热利湿的药物。

因此，这类患者在治疗时，应该补益脾胃。脾胃虚弱的患者常表现为没有胃口、精神疲倦。他们跟湿浊患者的临床表现有点相似，但脾虚患者的主要感觉是虚弱，没有困重。而且最关键的一点是，这类患者的舌苔一般都不厚腻。治疗方面，四君子汤或香砂六君子汤是比较好的选择。中成药香砂六君子丸、补中益气丸都是不错的选择。平时用党参、黄芪、白术、大枣等药物煲汤或煮粥，也可以起到饮食调理的作用。

慢性乙型肝炎的治疗并不复杂，前面所讲的各种中医治疗方法，都是针对疾病的早期和中期进行的简单分型处理。对于已经出现肝硬化或其他并发症等复杂情况的患者，还是应该到医院诊治更为合适。

专家提示

治疗湿证不能过早使用滋补药品。湿热的祛除是一个相当长的过程，有些慢性肝炎的患者可能连续用了 3 个月的药，舌苔才退干净